Sanjeev Kumar
Ashima Badyal

Álcool: Repensar antes de beber

Sanjeev Kumar
Ashima Badyal

Álcool: Repensar antes de beber

Uma espreitadela ao alcoolismo

ScienciaScripts

Imprint

Cover image: www.ingimage.com

This book is a translation from the original published under ISBN 978-620-2-30873-1.

Publisher:
Sciencia Scripts
is a trademark of
Dodo Books Indian Ocean Ltd. and OmniScriptum S.R.L publishing group

120 High Road, East Finchley, London, N2 9ED, United Kingdom
Str. Armeneasca 28/1, office 1, Chisinau MD-2012, Republic of Moldova, Europe
Printed at: see last page
ISBN: 978-620-8-28385-8

Índice

CAPÍTULO 1

Álcool?

O álcool (etanol ou álcool etílico) é o ingrediente que se encontra na cerveja, no vinho e nas bebidas espirituosas e que provoca a embriaguez. O álcool é formado quando a levedura fermenta (decompõe sem oxigénio) os açúcares de diferentes alimentos. Por exemplo, o vinho é produzido a partir do açúcar das uvas, a cerveja a partir do açúcar da cevada maltada (um tipo de grão), a cidra a partir do açúcar das maçãs e a vodka a partir do açúcar das batatas, beterrabas ou outras plantas.

Álcool é um nome genérico para um grande grupo de compostos químicos orgânicos. São derivados de hidrocarbonetos em que um ou mais dos hidrogénios foram substituídos por um grupo hidroxilo (OH). É um líquido volátil claro, solúvel em água devido ao seu grupo hidroxilo. É um líquido incolor e inflamável, constituindo o componente intoxicante de bebidas alcoólicas como o vinho, a cerveja, a aguardente e outras bebidas produzidas por fermentação de levedura, açúcar e amido.[1]

Figura 1: Constituintes do álcool em várias bebidas

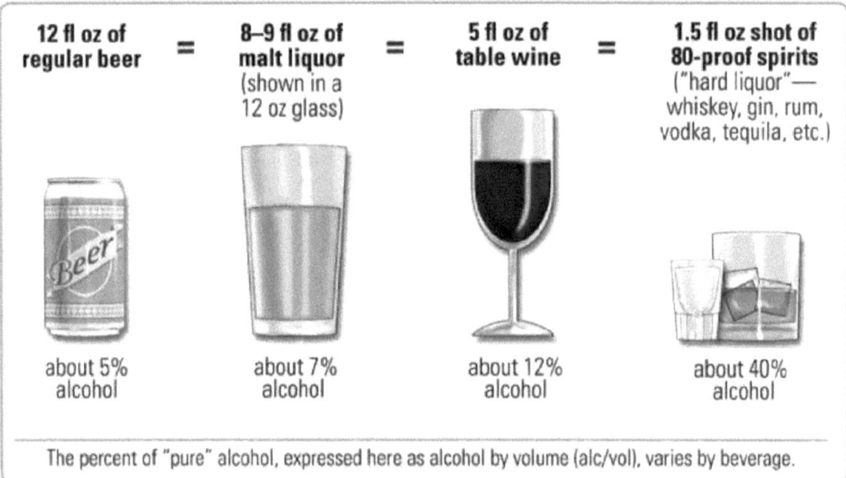

CAPÍTULO 2

Prevalência:

Figura 2: Mortes relacionadas com o álcool (global)

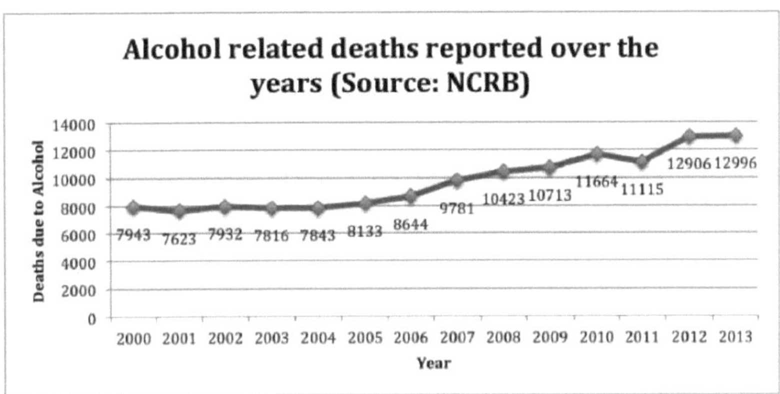

Figura 3: Mortes relacionadas com o álcool (Índia)

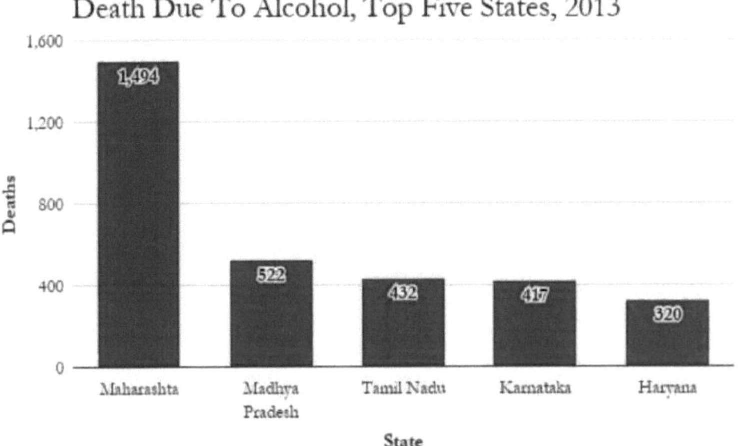

CAPÍTULO 3

Tipos de alcoolismo:

No estudo de adoção de Estocolmo, foram identificadas duas formas de alcoolismo.

O tipo 1 tem início na idade adulta e uma rápida progressão da dependência

O tipo 2 tem início na adolescência com problemas sociais e legais recu rentes.

CAPÍTULO 4

Metabolismo do álcool:

O álcool é metabolizado em acetaldeído pela ADH citosólica e pela MEOS (principalmente CYP 2E1 - a mesma enzima dependente do citocromo P450 envolvida no metabolismo do acetaminofeno. O acetaldeído é subsequentemente metabolizado em acetil coA pela acetaldeído desidrogenase. Este é posteriormente decomposto em acetato, que é convertido em dióxido de carbono e água ou entra no ciclo do ácido cítrico para ser convertido em ácidos gordos. Este último é um mecanismo importante para a indução de fígado gordo pelo álcool, mas o acetaldeído é provavelmente a toxina primária. É ele que causa a maior parte das lesões nas células do fígado, bem como a indução da síntese de colagénio que conduz à fibrose e, por fim, à cirrose.

Figura 4: Metabolismo do álcool

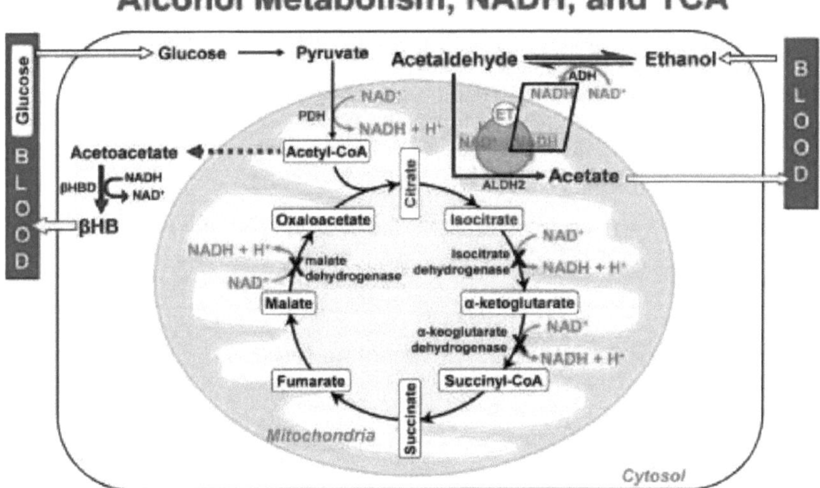

Figura 5: Metabolismo do álcool (nível mitocondrial)

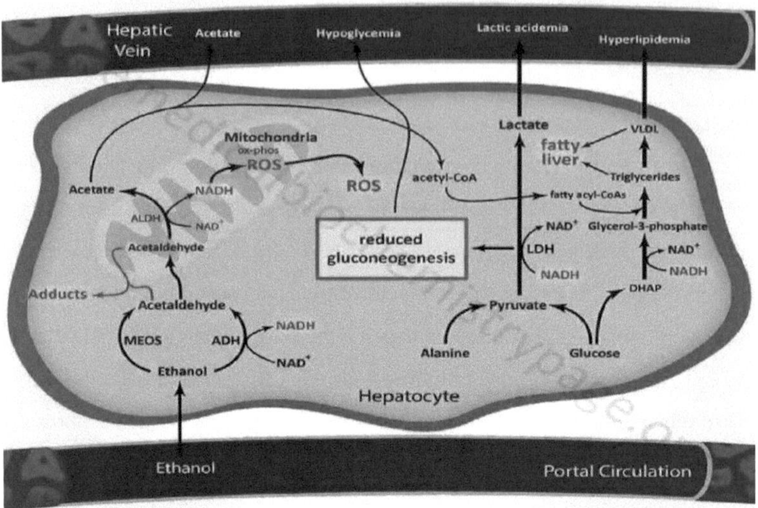

Taxa de eliminação:

A taxa de eliminação de etanol do sangue é geralmente um processo de ordem zero. Embora varie entre indivíduos, a média é de cerca de 15mg/dl/h (variando entre 11 e 22 mg/dl/h) para os homens e 18mg/dl/h (variando entre 11mg/dl/h) para as mulheres. Tanto em concentrações baixas (menos de 20mg/dl) como altas (mais de 300mg/dl) de etanol, a eliminação torna-se mais próxima da primeira ordem e é acelerada em concentrações elevadas (22-300mg/dl/h). A taxa de eliminação também é influenciada pela prática de consumo.[2]

Efeito do metabolismo nos níveis de álcool no sangue:

O álcool é classificado como uma droga "sedativa hipnótica", o que significa que, em doses elevadas, actua de forma a deprimir o sistema nervoso central. Em doses mais baixas, o álcool pode atuar como estimulante, induzindo sensações de euforia e de conversação, mas o consumo excessivo de álcool numa sessão pode provocar sonolência, depressão respiratória (em que a respiração se torna lenta, superficial ou pára completamente), coma ou mesmo a morte. Para além do seu efeito sedativo agudo e potencialmente letal em doses elevadas, o álcool tem efeitos em todos os órgãos do corpo e estes efeitos dependem da concentração de álcool no sangue (TAS) ao longo do tempo.

Depois de uma bebida ser ingerida, o álcool é rapidamente absorvido pelo sangue (20% através do estômago e 80% através do intestino delgado), com efeitos sentidos dentro de 5 a 10 minutos após a ingestão. Normalmente, atinge o seu pico no sangue após 30 a 90 minutos e, assim, é transportado por todos os órgãos do corpo. [3] A maior parte (90%) do metabolismo, ou decomposição, do álcool de uma substância tóxica em água e dióxido de carbono é efectuada pelo fígado, sendo o restante excretado através dos pulmões (permitindo a realização de testes de alcoolemia), através dos rins (na urina) e no suor. O fígado só consegue decompor uma determinada quantidade de álcool por hora, o que para uma pessoa normal é cerca de uma bebida normal; a TAS aumenta e a sensação de embriaguez ocorre quando o álcool é consumido mais rapidamente do que o fígado o consegue decompor.

O quadro 1 mostra a relação entre a taxa de alcoolemia e os sintomas de embriaguez - quanto mais elevada for a taxa de alcoolemia, maiores serão os efeitos no organismo. No entanto, a taxa de alcoolemia não se correlaciona exatamente com os sintomas de embriaguez e pessoas diferentes apresentam sintomas diferentes mesmo depois de beberem a mesma quantidade de álcool.

A taxa de alcoolemia

A taxa de alcoolemia e a reação de cada indivíduo ao álcool são influenciadas por:

- A capacidade do fígado para metabolizar o álcool (que varia devido a diferenças genéticas nas enzimas hepáticas que decompõem o álcool) A presença ou ausência de alimentos no estômago (os alimentos diluem o álcool e retardam drasticamente a sua absorção na corrente sanguínea, impedindo-o de passar rapidamente para o intestino delgado)
- A concentração de álcool na bebida (as bebidas muito concentradas, como as bebidas espirituosas, são mais rapidamente absorvidas)

- A rapidez com que o álcool é consumido
- Tipo de corpo (as pessoas mais pesadas e mais musculadas têm mais gordura e

músculo para absorver o álcool) [2]

- Idade, sexo, etnia (por exemplo, as mulheres têm uma TAS mais elevada do que os homens depois de beberem a mesma quantidade de álcool, devido a diferenças no metabolismo e na absorção - uma vez que os homens têm, em média, mais líquido no corpo para distribuir o álcool do que as mulheres), alguns grupos étnicos têm níveis diferentes de uma enzima hepática responsável pela decomposição do álcool)
- A frequência com que uma pessoa bebe álcool (uma pessoa que bebe frequentemente pode tolerar mais os efeitos sedativos do álcool do que uma pessoa que não bebe regularmente).

Quadro 1: Sintomas de embriaguez em diferentes níveis de concentração de álcool no sangue (TAS)[4]

Níveis de alcoolemia Sintomas

<50 mg/dL

- Alguma diminuição da coordenação motora e da capacidade de raciocínio
- Conversação
- Relaxamento

50-150 mg/dL

- Alteração do humor (aumento do bem-estar ou infelicidade)
- Simpatia, timidez ou argumentação
• Concentração e capacidade de discernimento afectadas
- Reduzir a inibição sexual

150-250 mg/dL

• Discurso arrastado
- Andar instável

- Náuseas
- Visão dupla
- Aumento da frequência cardíaca
- Sonolência

- Alterações de humor, personalidade e comportamento que podem ser súbitas, zangadas e antissocial

300 mg/dL

- Falta de reação/extremamente sonolento
- Discurso incoerente/confuso
- Perda de memória
- Vómitos
- Respiração pesada

>400 mg/dL

- Respiração lenta, superficial ou parada
- Coma
- Morte

CAPÍTULO 5

Efeitos gerais no corpo:

O álcool afecta todas as partes do corpo, incluindo:

- Sangue e sistema imunitário
- Ossos e músculos
- Sistema Nervoso Central
- Ação Farmacológica no Sistema Nervoso
- Efeitos comportamentais,Tolerância
- Seios (nas mulheres)
- Olhos
- Sistema Cardiovascular
- Sistema Gastro Intestinal
- Sistema Excretor
- Sistema respiratório
- Saúde mental
- Saúde Sexual: Homens
- Saúde Sexual: Mulheres
- Pele e gordura
- Sistema hematopoiético

O consumo crónico e excessivo de álcool pode aumentar o risco de morte, quer diretamente, como por exemplo através de intoxicação alcoólica aguda ou porque o álcool provoca uma doença fatal como o cancro, quer indiretamente, como por exemplo quando o álcool é um fator de morte violenta ou suicídio. O álcool contribui para uma elevada carga de doença na sociedade, em termos de anos que as pessoas passam com incapacidade ou com problemas de saúde devido a doenças ou lesões relacionadas com o álcool: as lesões não intencionais resultantes do consumo de álcool resultam frequentemente de quedas, queimaduras, acidentes de viação, agressões e afogamentos.

Sangue e sistema imunitário

Efeitos a longo prazo do consumo de álcool

O consumo excessivo e crónico de álcool pode causar anomalias no sangue, provocando anemia (baixo nível de hemoglobina, o componente do sangue que transporta o oxigénio pelo corpo) e baixo nível de plaquetas (as plaquetas ajudam a evitar hemorragias).[5] O consumo excessivo e crónico de álcool também suprime o sistema imunitário (afectando, por exemplo, os glóbulos brancos que combatem as infecções), tornando mais difícil para o organismo combater as infecções virais e bacterianas. As pessoas que bebem muito durante muito tempo têm maior probabilidade de sofrer de infecções após uma cirurgia, queimaduras, traumatismos, infeção por hepatite C, VIH/SIDA, meningite, tuberculose e pneumonia (inflamação aguda dos pulmões, geralmente devida a uma infeção).[6]

Ossos e músculos

Efeitos imediatos do consumo de álcool

O consumo de álcool provoca muitos tipos diferentes de lesões, incluindo lesões provocadas por acidentes rodoviários, agressões e quedas. Normalmente, isto deve-se ao facto de níveis elevados de álcool no sangue prejudicarem os processos de pensamento do cérebro e a coordenação dos músculos, causando falta de jeito e dificuldade em andar. As lesões mais comuns observadas nos serviços de urgência incluem cortes, contusões, entorses e ossos partidos.[7] O risco de lesões nas seis horas seguintes ao consumo de álcool duplica com quatro bebidas normais e aumenta rapidamente quanto mais álcool for consumido numa única ocasião.[8]

Efeitos a longo prazo do consumo de álcool

O consumo moderado de álcool pode proteger contra a osteoporose (adelgaçamento dos ossos, o que aumenta a probabilidade de os ossos se partirem),[9] . No entanto, o consumo excessivo e crónico de álcool interfere com a absorção de cálcio e com a formação óssea, podendo mesmo levar à osteoporose. O consumo excessivo crónico está também associado a uma doença dolorosa em que o tecido ósseo morre (osteonecrose)[10] , à gota (um tipo de artrite ou inflamação das articulações, que afecta frequentemente a articulação do dedo grande do pé)[11] , e à perda de massa muscular e fraqueza.

Sistema nervoso central

Efeitos imediatos do consumo de álcool

O estado de embriaguez prejudica a capacidade de discernimento, as inibições e a concentração e, em quantidades crescentes, conduz à sonolência e ao coma.[12] A perda de memória durante um período de embriaguez (apagão alcoólico) pode ocorrer tanto em bebedores ocasionais como em bebedores pesados regulares e deve-se ao facto de o álcool interferir com a fixação das memórias.

Efeitos a longo prazo do consumo de álcool

O consumo excessivo e crónico de álcool pode danificar o cérebro e os nervos de várias formas. Cerca de metade das pessoas que consomem álcool cronicamente e de forma excessiva apresentam lesões cerebrais, de ligeiras a graves. Esta situação pode resultar de uma deficiência de tiamina (vitamina B1) (secundária ao consumo de álcool, quer devido a uma alimentação deficiente, quer porque o álcool reduz a absorção de tiamina a partir do intestino e interfere com a utilização da tiamina no organismo).[13] A deficiência de tiamina pode causar uma doença aguda, grave e potencialmente fatal chamada encefalopatia de Wernicke, que normalmente se apresenta com sintomas de movimentos oculares anormais ou paralisados, dificuldade em andar e confusão. Provoca também uma doença crónica de perda de memória (designada por síndrome de Korsakoff, psicose ou demência), em que ocorre a perda de memórias antigas e as dificuldades em estabelecer novas memórias podem ser profundas. Ambas as perturbações são fatais se não forem tratadas com tiamina.

O consumo excessivo e crónico de álcool pode também danificar a parte do cérebro responsável pelo equilíbrio e pela coordenação (o cerebelo), provocando instabilidade e problemas na marcha. Pode também danificar os nervos periféricos do corpo, provocando dor, fraqueza, dormência e incapacidade de sentir o tato.[14] Em casos raros, pode danificar centros específicos do cérebro, levando à perda da função mental, à incapacidade de andar e à morte e pode levar ao desenvolvimento de epilepsia (ataques crónicos) e a perturbações do sono. Embora os indivíduos que sofrem de insónia utilizem por vezes o álcool para tratar a insónia, é provável que ocorra tolerância ao efeito sedativo do álcool, aumentando o risco de utilização excessiva. Além disso, se forem tomadas mais de uma ou duas bebidas à noite, o sono pode ser perturbado, aumentando as hipóteses de uma pessoa acordar durante a noite e ter dificuldade em voltar a adormecer.

A relação entre o consumo de álcool e o acidente vascular cerebral (AVC), em que há uma paralisia súbita, perda de sensibilidade ou incapacidade de falar devido à interrupção do fornecimento de sangue ao cérebro, é complexa. O álcool aumenta o risco de AVC hemorrágico, em que o AVC é causado por uma hemorragia no cérebro. No entanto, o consumo baixo a moderado de álcool (uma a duas bebidas por dia) reduz o risco de AVC isquémico, que é causado pelo bloqueio dos vasos sanguíneos no cérebro, mas níveis mais elevados de consumo de álcool aumentam o risco de AVC isquémico.

Ação farmacológica do álcool no sistema nervoso

No cérebro, a principal ação farmacológica do etanol é a depressão do SNC. Os efeitos no SNC variam, consoante a concentração de etanol no sangue, desde a euforia e a diminuição das inibições (menos de 50 mg/dl) até ao aumento da desorientação e da coordenação (100 a 300 mg/dl) e, por fim, ao coma e à morte (mais de 400 mg/dl)

Uma concentração de álcool no sangue de 100 mg/dl foi anteriormente estabelecida como o limite legal para a condução de veículos a motor na maioria dos estados. Um novo mandato federal exige que este limite seja reduzido para 80 mg/dl até 2004. Além disso, a ação do etanol no SNC é mais pronunciada quando a concentração sanguínea aumenta (fase de absorção) do que quando diminui (fase de eliminação), devido ao fenómeno de tolerância aguda. As acções depressoras do álcool no SNC são complexas e incompletamente compreendidas, mas provavelmente envolvem os neurónios inibitórios e prejudicam os neurónios excitatórios. O álcool afecta quase todo o sistema de neurotransmissores, aumentando a atividade do ácido gama-amino-butírico (GABA), especialmente os receptores GABA A. O aumento deste complexo sistema de canais de cloreto contribui para a hiper polarização e subsequente diminuição da resposta eléctrica. Esta resposta inibitória mediada pelo GABA é reforçada pelo etanol e por outros fármacos depressores do SNC, como os efeitos anticonvulsivantes, indutores do sono, anti-ansiedade e de relaxamento muscular de todos os fármacos que potenciam o GABA.Além disso, a estimulação adrenérgica central pode ser indiretamente inibida pelo etanol através do aumento da atividade da fenoletanolamina-N-metiltransferase (PNMT), a enzima responsável pela conversão extra-neuronal da noradrenalina em epinefrina. A epinefrina, por sua vez, ativa os receptores alfa2 pré-sinápticos, que inibem a libertação de norepinefrina. Considera-se que a tolerância crónica ao etanol acima referida é mediada pelo aumento da reatividade induzida pelo etanol e pela regulação positiva da síntese dos receptores NMDA, pela concomitante regulação negativa e dessensibilização dos receptores GABA.A e pela regulação negativa dos receptores alfa2 adrenérgicos pré-sinápticos. Em grande parte devido às alterações adaptativas, o abandono abrupto do consumo crónico e intenso de etanol conduz à síndrome de abstinência física, que apresenta caraterísticas proeminentes de excitação do SNC. Entre os sintomas de abstinência contam-se a ansiedade, a irritabilidade, a insónia, os tremores e as cãibras, as convulsões, as alucinações e o aumento da temperatura, da pressão arterial e da frequência cardíaca.

Tal como acontece com todas as actividades prazerosas, o álcool aumenta de forma aguda os níveis de dopamina no tegmento ventral e nas regiões cerebrais relacionadas, e este efeito desempenha um papel importante na continuação do consumo de álcool, no desejo e na recaída. A alteração das vias dopaminérgicas está também associada ao aumento das hormonas do stress, incluindo o cortisol e as hormonas adrenocorticotropina (ACTH), durante a intoxicação e a abstinência. Estas alterações são susceptíveis de contribuir tanto para a sensação de recompensa durante a intoxicação como para a depressão durante a diminuição da concentração de álcool no sangue. Além disso, as alterações dos receptores de opiáceos induzidas pelo álcool estão estreitamente ligadas às alterações da dopamina, sendo que o álcool agudo provoca a libertação de b-endorfinas.

Efeitos comportamentais, tolerância

Os efeitos agudos da droga dependem da dose, da taxa de aumento no plasma, da presença concomitante de outras drogas e da experiência anterior com o agente. Cerca de 35% das pessoas que bebem sofrem um apagão, um episódio de amnésia anterógrada temporária, em que a pessoa se esquece de tudo ou de parte do que aconteceu durante uma noite de copos. Outro problema comum, observado após uma ou duas bebidas pouco antes da hora de deitar, é a perturbação do sono. Embora o álcool possa inicialmente ajudar a pessoa a adormecer. Perturba o sono durante o resto da noite. As fases do sono são alteradas e o tempo passado no movimento rápido dos olhos e no sono profundo é reduzido. O álcool relaxa os músculos da faringe, o que pode provocar o ressonar e agravar a apneia do sono. Outra consequência comum do consumo de álcool é a diminuição da capacidade de discernimento e de coordenação, aumentando o risco de lesões. O consumo excessivo de álcool pode também estar associado a dores de cabeça, sede, náuseas, vómitos e fadiga no dia seguinte, uma síndrome de ressaca que é responsável por muitas perdas de tempo e défices cognitivos temporários no trabalho e na escola.

Doses elevadas crónicas causam neuropatia periférica em 10% de álcool: à semelhança dos diabéticos, os doentes sentem dormência bilateral nos membros, formigueiro e parestesia. Todos eles são mais pronunciados distalmente. Cerca de 1% dos alcoólicos desenvolvem degenerescência ou atrofia cerebelar, produzindo uma síndrome de instabilidade progressiva da marcha, frequentemente acompanhada de um ligeiro nistagmo. Muito poucos alcoólicos desenvolvem encefalopatia de Wernickes (oftalmoplegia, ataxia e encefalopatia) e síndroma de Korsakoffs (amnésia retrógrada e anterógrada), que resulta de níveis baixos de tiamina, especialmente em indivíduos predispostos com deficiência de transcetolase. [2]

Seios - mulheres

Efeitos a longo prazo do consumo de álcool

O consumo de álcool a longo prazo aumenta o risco de cancro da mama, sendo que um consumo mais elevado resulta num maior risco de cancro. O consumo de uma ou duas bebidas alcoólicas por dia representa um risco significativamente elevado. O risco aumenta, em média, cerca de 10% por cada bebida normal de álcool por dia.

Olhos

Efeitos imediatos do consumo de álcool

O estado de embriaguez pode causar visão turva ou dupla.

Efeitos a longo prazo do consumo de álcool

O consumo excessivo e crónico de álcool, quando associado a uma dieta pobre em vitamina B1 e B12, pode levar a uma diminuição da visão.

Sistema cardiovascular (coração e tensão arterial)

Efeitos a longo prazo do consumo de álcool

Os dados sobre o efeito do álcool no coração são contraditórios. Há uma opinião de que o consumo ligeiro a moderado de álcool (até uma bebida normal por dia para as mulheres e até duas bebidas normais por dia para os homens) pode, em grupos etários mais velhos, reduzir o risco de desenvolver e morrer de doença arterial coronária (estreitamento e bloqueio das artérias que fornecem sangue ao coração resultante da

A acumulação de depósitos de gordura nas paredes das artérias (aterosclerose), que pode causar angina e ataques cardíacos, parece dever-se ao facto de pequenas quantidades de álcool alterarem os lípidos e os factores de coagulação do sangue, tornando-os protectores contra as doenças cardíacas. O consumo excessivo de álcool (crónico e/ou numa única sessão) está também associado à morte súbita por insuficiência cardíaca, a batimentos cardíacos irregulares e a doenças crónicas do músculo cardíaco (cardiomiopatia dilatada).[15]

A cardiomiopatia dilatada conduz à insuficiência cardíaca, em que o coração já não consegue bombear o sangue para o corpo de forma eficaz. O consumo crónico excessivo de álcool também está associado à hipertensão arterial, sobretudo nos homens.[16] A tensão arterial aumenta com o consumo de mais de duas ou três bebidas por dia, em média, e a restrição do consumo de álcool faz baixar a tensão arterial. Beber álcool para "proteger o coração" não é aconselhável, uma vez que o álcool é uma droga que causa dependência, provoca cancro, aumenta o risco de lesões e causa danos ao feto nas mulheres grávidas. As pessoas podem ter dificuldade em limitar o seu consumo a uma ou duas bebidas normais por dia e o consumo excessivo de álcool aumenta efetivamente o risco de doença cardíaca. As pessoas que têm factores de risco ou que já têm uma doença cardíaca estabelecida devem também concentrar-se noutros factores, como o tabagismo, o colesterol elevado, a tensão arterial elevada, a diabetes, o excesso de peso e a inatividade física. Os adultos jovens e de meia-idade, especialmente as mulheres, têm mais probabilidades de sofrer danos do que benefícios com o consumo de álcool devido ao risco de lesões e, no caso das mulheres, ao aumento do risco de cancro da mama.

O consumo de álcool está relacionado com uma vasta gama de danos físicos, mentais e sociais. A maioria dos profissionais de saúde concorda que o álcool afecta praticamente todos os órgãos do corpo humano. Numa série de meta-análises recentes, o consumo de álcool foi associado a mais de 60 doenças.

Os efeitos negativos do álcool dependem dos seguintes factores:

a. Volume de consumo e padrões de consumo; e

b. Sobre os mecanismos mediadores: efeitos bioquímicos, intoxicação e dependência.

O álcool está implicado na causa de doenças como as psicoses, a polineuropatia, a cardiomiopatia e a gastrite.

Contribui igualmente para o cancro da boca (lábio, língua), da faringe, da laringe, da hipofaringe, do esófago e do fígado. Pode também causar cancro da mama feminino. Estima-se que o álcool seja a principal causa de cirrose hepática. A relação entre o consumo de álcool e a cirrose hepática parece depender principalmente do volume de consumo e ser independente dos padrões de consumo; no entanto, alguns estudos indicam também um efeito potencial de ocasiões de consumo excessivo. O consumo de álcool durante a gravidez conduz a anomalias congénitas graves, síndrome alcoólica fetal, aborto espontâneo, baixo peso à nascença, lesões fetais, prematuridade e atraso de crescimento intrauterino. O consumo moderado de álcool pode diminuir o risco de diabetes, mas pode ter efeitos prejudiciais com níveis de ingestão mais elevados. O álcool pode oferecer alguma proteção contra os cálculos biliares. Um consumo baixo a moderado pode oferecer alguma proteção contra o acidente vascular cerebral isquémico. O consumo de álcool tem efeitos prejudiciais no AVC hemorrágico. Existe um risco acrescido de AVC hemorrágico nos homens, mesmo com baixos níveis de consumo. Para as mulheres, as meta-análises mais recentes sugerem um efeito protetor para o consumo de menos de 40 g de etanol puro por dia, mas um risco 8 vezes maior para o consumo acima destes limites. Os padrões de consumo de álcool também são relevantes para o risco de AVC.

Nas últimas décadas, tem havido um aumento da investigação sobre o papel do álcool como fator de risco e de proteção para a doença coronária. A hipertensão e outras doenças cardiovasculares, como arritmias cardíacas ou insuficiência cardíaca, são afectadas negativamente pelo álcool. Existem algumas indicações de que a hipertensão pode estar relacionada com o padrão de consumo excessivo de álcool ocasional. Os padrões de consumo de álcool não desempenham qualquer papel nos efeitos protectores do álcool na doença coronária, mas são relevantes para o risco de morte súbita cardiovascular em geral, com ocasiões de consumo excessivo de álcool e intoxicação que resultam num risco acrescido. A doença coronária, enquanto doença crónica, é uma das principais causas de morte no mundo. Os benefícios mais importantes do álcool para a saúde no que respeita à doença coronária foram encontrados em níveis baixos a moderados de volume médio de consumo de álcool. Apenas alguns estudos a nível individual não conseguiram comprovar esta associação em homens ou mulheres. Alguns estudos demonstraram que a maior parte do efeito protetor do álcool contra a doença coronária é obtido com níveis baixos de consumo, como uma bebida normal em dias alternados. Atualmente, o pressuposto comum é que - pelo menos nas economias de mercado estabelecidas - o volume médio de consumo de álcool e a doença coronária apresentam uma relação em forma de J. As provas da proteção do consumo médio de álcool ligeiro a moderado contra a doença coronária são reforçadas por provas substanciais relativas ao mecanismo biológico mediador, por exemplo: Aumento das lipoproteínas de alta densidade. 40 a 50% do efeito protetor pode ser atribuído a este mecanismo.

Alguns dos efeitos protectores são mediados pelos constituintes antioxidantes das bebidas alcoólicas, especialmente do vinho. Os estudos sobre o volume médio de consumo e a CHD são heterogéneos, indicando que outros factores, para além dos incluídos no estudo, co-determinam a relação. Um dos principais factores é o padrão de consumo (ou seja, a forma como a mesma quantidade média de álcool é consumida). A este respeito, há dois padrões que merecem ser mencionados: ocasiões irregulares de consumo excessivo de álcool e consumo durante as refeições.

O álcool tem sido implicado na causa da dislipidemia. Trata-se de uma condição em que existe uma concentração anormal de lípidos ou de lipoproteínas. É determinada por factores genéticos, demográficos e de estilo de vida. Níveis elevados de colesterol total plasmático, triglicéridos, colesterol de lipoproteínas de baixa densidade e níveis baixos de colesterol de lipoproteínas de alta densidade estão correlacionados com a progressão da aterosclerose e com uma maior incidência de doença arterial coronária. Para prevenir o desenvolvimento destas doenças, muita investigação tem-se centrado na determinação da relação entre estes fenótipos lipídicos e o estilo de vida em diferentes grupos étnicos. Um estudo efectuado em homens e mulheres índios americanos mostrou uma associação inversa significativa entre o consumo de álcool e a doença arterial periférica.

A interação do consumo de etanol no metabolismo dos lípidos é relevante para o seu efeito na patogénese da hiperlipidemia e da aterosclerose. O risco de morte por todas as causas foi significativamente menor entre os homens que bebem moderadamente numa base regular, em comparação com os abstémios e os consumidores pesados. Observa-se que o consumo ligeiro a moderado de álcool está associado a uma redução de 12-14% das mortes cardiovasculares e que uma ingestão diária de 30 g de álcool está associada a uma redução de 25% do risco de doença coronária.

O consumo de álcool é um hábito social de estilo de vida que está intimamente relacionado com uma série de doenças. A relação entre o colesterol HDL e o colesterol não HDL é menor nos não consumidores de álcool do que nos consumidores de álcool. Embora os factores genéticos sejam os principais determinantes do colesterol HDL, os factores ambientais também desempenham um papel importante e, muito especialmente, o álcool. O consumo de álcool tem sido associado ao maior aumento do colesterol HDL, desde os não consumidores até às categorias mais elevadas, mas os médicos recomendam frequentemente aos seus doentes outras alterações do estilo de vida, especialmente a atividade física, como alternativa, devido ao receio de aumentar o risco de abuso de álcool.

O etanol diminui a contratilidade e provoca vasodilatação periférica, com uma ligeira diminuição da pressão arterial e um aumento compensatório do débito cardíaco. O aumento do consumo de oxigénio cardíaco induzido pelo exercício é maior após a ingestão de álcool. Estes efeitos agudos têm pouco significado clínico para o consumidor médio saudável, mas podem ser problemáticos em caso de doença cardíaca persistente, alterações do sistema genito-urinário, desenvolvimento sexual e início da reprodução. O consumo de álcool na adolescência pode afetar o desenvolvimento sexual normal e o início da reprodução. Em qualquer idade, doses modestas de etanol podem aumentar o desejo sexual, mas também diminuir a capacidade erétil nos homens.[2]

Doenças cardiovasculares

A relação entre o álcool e as doenças cardiovasculares (doença das artérias coronárias e acidentes vasculares cerebrais) é complexa. Em resumo, o consumo baixo a moderado de álcool (uma a duas bebidas por dia) pode reduzir o risco de doença arterial coronária (quando as artérias coronárias, que fornecem sangue ao coração, ficam estreitas ou bloqueadas, o que leva a angina e ataques cardíacos) e o risco de acidente vascular cerebral isquémico (acidente vascular cerebral causado por artérias bloqueadas no cérebro). No entanto, um maior consumo de álcool aumenta o risco de doença arterial coronária e de acidente vascular cerebral isquémico. Além disso, qualquer consumo de álcool aumenta o risco de acidente vascular cerebral hemorrágico (acidente vascular cerebral causado por uma hemorragia nas artérias do cérebro). Tanto os episódios isolados de consumo excessivo de álcool como o consumo excessivo crónico podem também aumentar o risco de hipertensão, de desenvolver batimentos cardíacos irregulares e de sofrer morte súbita de causa cardíaca. O benefício do álcool na redução das doenças cardíacas é sobretudo para as pessoas em risco de doença cardíaca - em especial os idosos e as pessoas com antecedentes familiares de doença cardíaca.

Sistema gastro-intestinal

Intestinos

Efeitos a longo prazo do consumo de álcool

O consumo de álcool a longo prazo pode causar cancro do intestino grosso e do reto.[9,38,39] O álcool pode levar à desnutrição e a doenças devidas a níveis baixos de vitaminas, uma vez que bloqueia a absorção de muitas vitaminas e nutrientes importantes no intestino.

Estômago e tubo alimentar

Efeitos imediatos do consumo de álcool

O álcool pode causar inflamação do esófago e do estômago, provocando angústia epigástrica e hemorragia gastrointestinal, o que faz do álcool uma das causas mais comuns de gastrite hemorrágica. Os vómitos violentos podem provocar hemorragias graves através de uma lesão de Mallory Weiss, uma laceração longitudinal da mucosa na junção gastroesofágica.

A embriaguez pode provocar náuseas e vómitos, diarreia, azia (quando o ácido do estômago sobe para o tubo alimentar, devido ao facto de o álcool provocar o relaxamento do músculo à volta da saída do estômago) e gastrite aguda (inflamação do revestimento do estômago, que provoca dores de estômago, náuseas, perda de apetite e indigestão).[17] A inalação do vómito pode provocar bronquite ou pneumonia (infeção dos pulmões). O vómito pode bloquear as vias respiratórias e a traqueia quando o nível de álcool no sangue é muito elevado e a respiração e a consciência ficam comprometidas. Os vómitos e as náuseas persistentes após um consumo excessivo de álcool numa única ocasião podem, por vezes (mas só raramente), rasgar o tubo alimentar (uma laceração de Mallory Weiss), o que leva ao vómito de sangue.

Estômago e tubo alimentar

Efeitos a longo prazo do consumo de álcool

O consumo de álcool a longo prazo pode causar cancro do tubo digestivo (esófago) e o consumo de 50 g de álcool por dia (cinco bebidas normais) duplica o risco em comparação com uma pessoa que não bebe.[9,29,69] No entanto, o risco é muito maior nas pessoas que bebem álcool e que são deficientes numa enzima hepática que metaboliza o álcool (as populações do Leste Asiático são normalmente deficientes nesta enzima). O risco também aumenta nos fumadores. O consumo excessivo e crónico de álcool também pode levar a gastrite crónica, mas o álcool pode proteger contra a infeção por Helicobacter pylori, a bactéria que causa úlceras no estômago. Em casos de doença hepática avançada devido ao consumo excessivo e prolongado de álcool, as veias do estômago e do esófago podem inchar e rebentar, provocando hemorragias potencialmente fatais.[18]

Boca e garganta

Efeitos imediatos do consumo de álcool

O estado de embriaguez pode ter vários efeitos no discurso, como tornar as pessoas mais amigáveis, faladoras, sem reservas, descontraídas ou argumentativas. O aumento da quantidade de álcool pode causar um discurso agressivo, antissocial, zangado, arrastado e confuso.

Boca e garganta

Efeitos a longo prazo do consumo de álcool

O álcool é um carcinogéneo, o que significa que provoca cancros nos seres humanos. O consumo regular de álcool aumenta o risco de cancros da boca, da garganta e da caixa vocal. Beber cerca de 50 g de álcool por dia (cinco bebidas normais) aumenta o risco de cancros em duas a três vezes em comparação com as pessoas que não bebem, mas para as pessoas que fumam, este risco aumenta muito mais Beber mais aumenta o risco de cancros e beber menos diminui o risco de cancros.[19]

O pâncreas e a digestão do açúcar

Efeitos imediatos do consumo de álcool

O consumo excessivo de álcool numa única ocasião pode levar a um nível perigosamente baixo de açúcar no sangue (hipoglicemia), que pode causar sintomas de tremores, suores, tonturas, visão turva e, se não for tratado, lesões cerebrais.[20]

O pâncreas e a digestão do açúcar

Efeitos a longo prazo do consumo de álcool

O pâncreas é uma glândula que segrega enzimas digestivas e liberta insulina, que regula os níveis de açúcar no sangue. O consumo excessivo e crónico de álcool pode causar pancreatite aguda (inflamação súbita e lesões no pâncreas que se resolvem ao longo de vários dias) e pancreatite crónica (inflamação do pâncreas que não cicatriza e se agrava com o tempo). A pancreatite aguda provoca normalmente dores abdominais e nas costas, náuseas e febre e pode ocorrer algumas horas ou até dois dias após o consumo de álcool.[21] Em 20% a 30% das pessoas, a pancreatite aguda é uma doença grave, com risco de vida, que requer tratamento hospitalar A pancreatite crónica ocorre normalmente em pessoas com idades compreendidas entre os 30 e os 40 anos e pode causar dores abdominais, perda de peso, diabetes, desnutrição e movimentos intestinais oleosos (porque o pâncreas ajuda a digerir as gorduras e, quando o pâncreas é danificado, as gorduras são excretadas pelo intestino em vez de serem absorvidas pelo organismo). O risco de pancreatite aguda e crónica aumenta com o aumento do consumo

de álcool. O consumo moderado de álcool está associado a um risco reduzido de desenvolver diabetes de tipo 2, embora não se saiba ao certo a razão exacta para tal.
A incidência de pancreatite aguda é quase três vezes mais elevada nos alcoólicos do que na população em geral, representando 10% ou mais do total de casos. O álcool prejudica a gluconeogénese no fígado, o que resulta numa diminuição da quantidade de glicose produzida a partir do glicogénio, aumenta a produção de lactato e diminui a oxidação dos ácidos gordos. Isto contribui para um aumento da acumulação de gordura nas células do fígado. Em indivíduos saudáveis, estas alterações são reversíveis, mas com a exposição repetida ao etanol, especialmente ao consumo excessivo de álcool, ocorrem alterações mais graves no fígado, incluindo hepatite induzida pelo álcool. Clinicamente, a hepatite alcoólica aguda é uma doença febril aguda, caracterizada por leucocitose e aumento da concentração de proteínas de fase aguda. Também provoca um ligeiro aumento das enzimas citosólicas, sendo a atividade da AST tipicamente mais de duas vezes superior à da ALT. É comum o aumento da bilirrubina e a redução da concentração de proteínas sintetizadas pelo fígado. O aumento da bilirrubina, a diminuição da albumina e o TP prolongado são marcadores de mau prognóstico na hepatite alcoólica.[21]

Fígado

Efeitos a longo prazo do consumo de álcool

O consumo excessivo e crónico de álcool pode danificar o fígado, causando doença hepática alcoólica. O fígado gordo, em que a gordura se acumula nas células do fígado, é muito comum em consumidores abusivos e é reversível se o consumo de álcool for reduzido. No entanto, uma pequena percentagem de pessoas com fígado gordo desenvolverá hepatite alcoólica, cirrose ou cancro do fígado. A hepatite alcoólica desenvolve-se em 10% a 35% das pessoas que bebem muito e é uma lesão aguda do fígado que pode apresentar-se com sintomas de mal-estar, cansaço, iterícia (pele e olhos amarelos), estômago inchado e fígado aumentado e sensível. A cirrose hepática desenvolve-se em 5% a 15% das pessoas que consomem álcool em excesso e ocorre quando o fígado fica permanentemente danificado e as células são substituídas por tecido cicatricial, pelo que o fígado deixa de poder funcionar (para desintoxicar o organismo, produzir proteínas vitais, armazenar vitaminas e açúcares e produzir substâncias químicas necessárias para a digestão). A cirrose também pode levar à morte por insuficiência hepática. O tratamento da doença hepática alcoólica deve incluir a interrupção do consumo de álcool. O álcool também provoca cancro do fígado e as opções de tratamento são muitas vezes limitadas se a doença hepática alcoólica estiver presente ou se o cancro já se tiver espalhado amplamente no momento do diagnóstico. Isto significa que o cancro do fígado é muitas vezes rapidamente fatal.[22]

Sistema Excretor

Os rins e o equilíbrio dos fluidos

Efeitos imediatos do consumo de álcool

O álcool é um diurético, o que significa que provoca a perda de água do corpo através dos rins (para a urina), o que pode levar à desidratação. O álcool também pode causar a perda de minerais e sais importantes do organismo, como o magnésio, o cálcio, o fosfato, o sódio e o potássio[13] , quer diretamente, quer porque o álcool induz o vómito. Níveis baixos destes elementos podem causar muitos problemas, desde batimentos cardíacos irregulares a convulsões.[23]

Sistema respiratório

Efeitos imediatos do consumo de álcool

O consumo de álcool aumenta o risco de pneumonia (inflamação dos pulmões, geralmente causada por uma infeção causada por bactérias ou vírus), porque, em concentrações elevadas no sangue, o álcool é sedativo e relaxa a boca e a garganta, suprime os reflexos (como os reflexos de vómito e tosse) e reduz a capacidade dos pulmões de limparem o muco e matérias estranhas, pelo que o vómito, a saliva ou outras substâncias podem entrar nos pulmões e causar inflamação e infeção (bronquite ou pneumonia).

Efeitos a longo prazo do consumo de álcool

O consumo excessivo e crónico de álcool também está associado a taxas mais elevadas de pneumonia, tuberculose (uma doença infecciosa que afecta principalmente os pulmões, mas também qualquer outra parte do corpo)[9] , e síndrome de dificuldade respiratória aguda (SDRA - uma condição potencialmente fatal em que os pulmões se enchem de líquido, que ocorre como uma complicação rara de pneumonia, traumatismo e infecções graves). Para além das formas como o consumo agudo de álcool pode causar pneumonia, o consumo excessivo e crónico de álcool também prejudica o sistema imunitário e altera as bactérias presentes na boca para bactérias mais susceptíveis de causar infecções, tornando as pessoas mais vulneráveis à pneumonia.[24]

Saúde mental

Efeitos imediatos do consumo de álcool

Muitas pessoas consomem pequenas doses de álcool para relaxar e aliviar a tensão, o nervosismo e o stress. No entanto, em algumas pessoas, o álcool cria stress, em vez de o reduzir, através da estimulação das hormonas do stress. O álcool afecta o humor de várias formas e pode fazer com que as pessoas se sintam felizes, tristes ou agressivas, podendo também causar alterações de humor. No entanto, existe o risco de se tornar dependente do álcool se este for utilizado como meio principal para aliviar o stress e a ansiedade sem abordar as causas subjacentes. Uma vez que elimina as inibições e aumenta a agressividade e a imprudência, o álcool é frequentemente encontrado no sangue de pessoas que se automutilam ou que tentam ou completam o suicídio.[25]

Efeitos a longo prazo do consumo de álcool

O álcool causa dependência e pode levar à dependência. Esta dependência verifica-se quando o organismo necessita de mais álcool para obter o efeito desejado (por exemplo, alteração do humor), quando o consumo de álcool interfere com a vida da pessoa (causando problemas legais, de trabalho/estudo, de relacionamento ou sociais), quando a pessoa continua a consumir álcool apesar de este lhe causar problemas físicos ou mentais e quando, se não se consumir álcool, ocorrem sintomas de abstinência. A gravidade dos sintomas de abstinência depende da quantidade de álcool consumida e da duração da sessão de consumo. Os sintomas incluem o tremor das mãos, que ocorre normalmente na manhã seguinte à sessão de consumo e pode ser aliviado com mais álcool. Se o álcool não for ingerido, os sintomas podem evoluir para insónias, aumento do ritmo cardíaco, da temperatura e da pressão arterial, suores, agitação, náuseas, rubor facial, pesadelos, alucinações (ver, ouvir ou sentir coisas que não estão presentes) e convulsões. A síndrome de abstinência mais grave é o "delirium tremens", que se desenvolve em cerca de 5% das pessoas com abstinência de álcool (mais se as convulsões não forem tratadas) e, por definição, inclui o sintoma de delírio (um estado mental alterado e confuso). Este síndroma tem uma taxa de mortalidade de cerca de 5%. Nas pessoas que bebem muito, o álcool causa normalmente perturbações do humor, incluindo depressão, ansiedade e psicose (uma doença mental definida por alterações da personalidade, um sentido distorcido da realidade e delírios). Se estas perturbações ocorrerem apenas durante as sessões de consumo ou de abstinência, normalmente desaparecem quando se deixa de beber. O abuso e a dependência do álcool também são comuns em pessoas com problemas de saúde mental pré-existentes.

Problemas de saúde mental

A relação entre o consumo de álcool e os problemas de saúde mental é algo complicada, uma vez que o consumo excessivo ou problemático de álcool pode causar alguns problemas de saúde mental e, inversamente, alguns problemas de saúde mental podem causar o consumo problemático de álcool. As pessoas com problemas de saúde mental têm mais probabilidades de consumir álcool do que as que não têm. O álcool está fortemente associado às fobias sociais e à ansiedade, uma vez que pode ajudar as pessoas com ansiedade a sentirem que funcionam melhor em situações sociais, mas isto também está associado a um risco de dependência do álcool. Os problemas com o álcool são mais comuns em pessoas deprimidas e o consumo excessivo de álcool em pessoas com depressão está associado a um maior risco de suicídio, de automutilação e de maus resultados. O consumo de álcool agrava a gravidade da perturbação bipolar. O consumo excessivo de álcool é comum nas pessoas com esquizofrenia e pode aumentar a gravidade dos sintomas.

Todas as pessoas com problemas de saúde mental são aconselhadas a discutir o seu consumo de álcool com os seus profissionais de saúde, uma vez que este pode ter um impacto negativo na sua doença e/ou interagir com a medicação que é tomada para tratar a sua doença.[26]

Saúde sexual - Homens

Efeitos imediatos do consumo de álcool

Estar embriagado aumenta as probabilidades de ter relações sexuais não seguras (sem preservativo), de ter relações sexuais de que se arrepende mais tarde ou de sofrer agressões sexuais, uma vez que o álcool prejudica o discernimento e diminui as inibições. Estes factores também são susceptíveis de aumentar o risco de contrair uma infeção sexualmente transmissível.

Efeitos a longo prazo do consumo de álcool

O consumo excessivo e crónico de álcool pode provocar impotência, perda de desejo sexual, desgaste dos testículos e redução da fertilidade. Isto deve-se principalmente ao facto de o álcool afetar os níveis de testosterona.[27]

Saúde sexual - mulheres

Efeitos imediatos do consumo de álcool

Estar embriagado aumenta as probabilidades de ter relações sexuais não seguras (sem preservativo), de ter relações sexuais de que se arrepende mais tarde ou de sofrer agressões sexuais, uma vez que o álcool prejudica o discernimento e diminui as inibições. Estas experiências sexuais também são susceptíveis de aumentar o risco de contrair uma infeção sexualmente transmissível ou de ter uma gravidez não planeada.

Efeitos a longo prazo do consumo de álcool

O consumo excessivo e crónico de álcool pode levar a uma redução da fertilidade e pode tornar os períodos menstruais pesados ou irregulares, ou mesmo interrompê-los por completo. O consumo de álcool durante a gravidez pode aumentar o risco de aborto espontâneo, baixo peso à nascença, nado-morto e parto prematuro. Pode também causar anomalias significativas no feto, no bebé em desenvolvimento (perturbação do espetro alcoólico fetal).[28]

Pele e gordura

Efeitos imediatos do consumo de álcool

O consumo agudo de álcool pode provocar ruborização da pele e piorar o aparecimento de doenças cutâneas como a rosácea (uma erupção cutânea crónica na face).[29]

Efeitos a longo prazo do consumo de álcool

O consumo excessivo e crónico de álcool, quando associado a doença hepática grave e insuficiência hepática, pode também causar amarelecimento da pele, diminuição dos pêlos do corpo e veias de aranha. O álcool é uma bebida altamente calórica. Uma bebida normal (100 ml de vinho, 30 ml de bebidas espirituosas ou 280 ml de cerveja normal) contém 290 kJ, cerca de metade da energia de uma lata de refrigerante. O álcool é também um estimulante do apetite e as pessoas tendem a comer mais quando consomem álcool às refeições. No entanto, embora teoricamente o potencial do álcool para aumentar o peso seja claro e alguns estudos concluam que o consumo de álcool está associado a um aumento de peso, outros concluem o contrário. O álcool parece ter mais probabilidades de provocar um aumento de peso nas pessoas que bebem de forma intermitente (moderada a intensa), nas pessoas que já têm excesso de peso, nas pessoas que seguem uma dieta rica em gorduras e nos homens. Para as pessoas preocupadas com o seu peso, os nutricionistas aconselham as pessoas a ter em conta a quantidade de energia que o álcool está a contribuir para a sua dieta. Os consumidores crónicos de bebidas alcoólicas podem estar mal nutridos, uma vez que o álcool tem pouco valor nutricional e substitui os alimentos nutritivos da dieta.[30]

Sistemas hematopoiéticos

O etanol provoca um aumento do tamanho dos glóbulos **vermelhos** (volume corpuscular médio), o que reflecte os seus efeitos sobre as células estaminais. Se o consumo excessivo de álcool for acompanhado de uma deficiência de ácido fólico, também se podem observar neutrófilos hipersegmentados, reticulopenia e uma medula óssea hiperplásica; se houver desnutrição, podem observar-se alterações sideroblásticas. O consumo excessivo crónico de álcool pode diminuir a produção de glóbulos brancos, diminuir a mobilidade e a aderência dos granulócitos e prejudicar as respostas de hipersensibilidade retardada a novos antigénios.

Figura 6: Efeitos do álcool

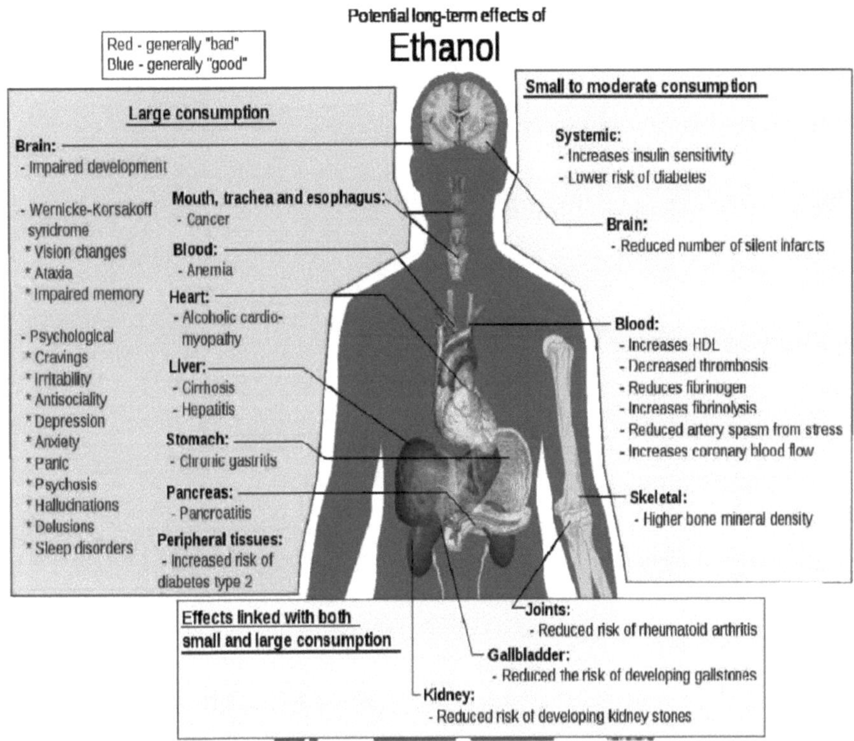

Cancro

Apenas 1,5 bebidas por dia aumentam o risco de cancro da mama numa mulher. Para ambos os sexos, quatro bebidas por dia aumentam o risco de cancro da boca e do esófago. O álcool é agora reconhecido como um agente cancerígeno - sabe-se que aumenta o risco de vários tipos diferentes de cancro. Este facto baseia-se nas avaliações do Grupo de Trabalho de Monografias da Agência Internacional de Investigação do Cancro (IARC) da Organização Mundial de Saúde, um grupo de cientistas especializados que revê os estudos publicados e avalia as provas de que o álcool aumenta o risco de cancro.

O álcool aumenta o risco de desenvolver cancros do:

- boca, garganta e caixa vocal
- esófago (tubo alimentar)
- intestino grosso e reto
- mama (nas mulheres)
- fígado

O risco de desenvolver cancro aumenta com o aumento do consumo de álcool. Em contrapartida, existem provas de que o consumo de álcool não provoca cancro do rim nem linfoma não Hodgkin (um cancro das células linfáticas).

Parte do corpo afetada / Sintomas

Boca

- Cancro da boca, da caixa vocal e da garganta

Estômago e tubo alimentar

- Cancro do tubo alimentar (esófago)
- Gastrite crónica

Intestinos

- Cancro do intestino

Fígado

- Cancro do fígado

- Doença hepática alcoólica (fígado gordo, hepatite, cirrose)

O pâncreas e a digestão do açúcar

- Pancreatite aguda e crónica

Coração e tensão arterial

- Doença coronária
- Hipertensão
- Insuficiência cardíaca devido a cardiomiopatia

Sangue e sistema imunitário

- Anemia
- VIH/SIDA
- Hepatite C

- Tuberculose
- Infecções

Pulmões

- Pneumonia

Cérebro e sistema nervoso

- Lesões cerebrais (encefalopatia de Wernicke, demência de Korsakoff, etc.)
- Lesões nervosas
- Epilepsia
- Perturbações do sono
- Acidente vascular cerebral

Saúde mental

- Vício/dependência
- Perturbações do humor
- Sintomas de abstinência

Saúde sexual

- Impotência
- Infertilidade
- Perturbação do espetro alcoólico fetal (em crianças nascidas de mulheres que bebem durante a gravidez)
- Nascimento prematuro/baixo peso à nascença (em bebés nascidos de mulheres que bebem durante a gravidez)

Seios (mulheres)

- Cancro da mama

Ossos e músculos

- Fraqueza muscular
- Gota

Olhos

- Diminuição da visão

Pele e gordura

- Desnutrição

Todo o corpo

- Morte

(Outra) Efeitos do álcool nas mulheres:

Os efeitos do consumo de álcool no sistema esquelético incluem alterações no metabolismo do cálcio, menor densidade óssea e diminuição do crescimento da epífise, o que leva a um risco acrescido de fracturas e osteonecrose da cabeça do fémur. As alterações hormonais incluem um aumento dos níveis de cortisol, que podem permanecer elevados durante o consumo excessivo de álcool. Inibição da secreção de vasopressina quando as concentrações de álcool no sangue aumentam e aumento da secreção quando as concentrações de álcool no sangue diminuem.

Figura 6: Efeitos do álcool nas mulheres

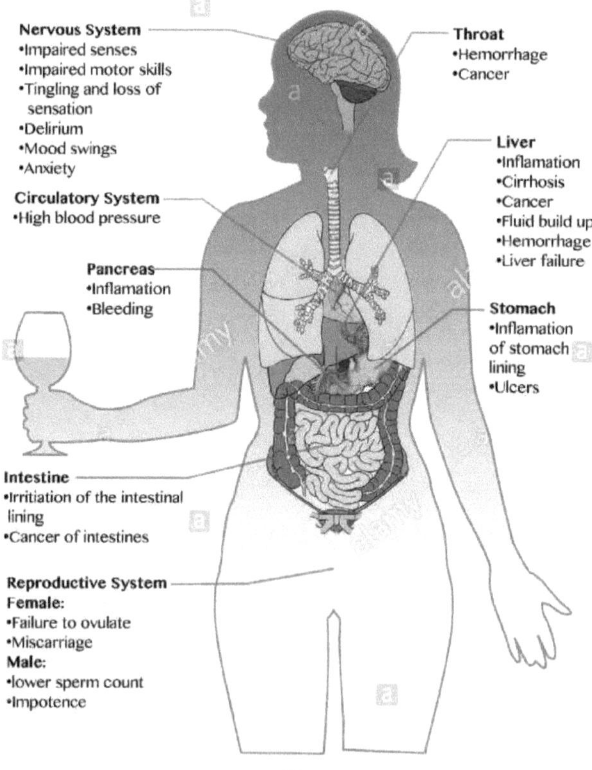

O etanol é teratogénico e o consumo de álcool durante a gravidez pode fazer com que o bebé nasça com perturbações do espetro alcoólico fetal (FASD). FASD é um termo genérico que descreve a gama de efeitos que podem ocorrer num indivíduo cuja mãe bebeu álcool durante a gravidez. Estes efeitos podem incluir deficiências físicas, mentais, comportamentais e/ou de aprendizagem com possíveis implicações ao longo da vida. O termo FASD não se destina a ser utilizado como diagnóstico clínico. Outras doenças relacionadas com o álcool incluem as perturbações do desenvolvimento neurológico relacionadas com o álcool (ARND) e os defeitos congénitos relacionados com o álcool (ARBD). Todos os anos nascem cerca de 12.000 bebés com SAF e três vezes mais bebés com ARND ou ARBD. A SAF, a ARND e a ARBD afectam mais recém-nascidos todos os anos do que a síndrome de down, a fibrose quística, a espinha bífida e a síndrome da morte súbita infantil juntas. A FAS, a ARND e a ARBD são 100% evitáveis quando uma mulher se abstém completamente de álcool durante a gravidez. [30]

Ressaca

A ressaca pode ocorrer em qualquer pessoa após um único episódio de consumo excessivo de álcool. Os sintomas incluem dor de cabeça, náuseas, vómitos, suores, fadiga, tremores, sensibilidade à luz e irritabilidade.[31] Normalmente, os sintomas começam algumas horas depois de se deixar de beber, quando o nível de álcool no sangue está a baixar, e atingem o seu pico quando a concentração de álcool no sangue é zero, mas podem continuar durante 24 horas depois disso. O álcool causa os sintomas da ressaca através da desidratação (que provoca sede, tonturas e fraqueza), irritação do estômago e do fígado (que provoca náuseas, vómitos e dores de estômago), baixa de açúcar no sangue (que provoca fadiga e alterações de humor) e perturbações do sono.[32] O tipo de álcool consumido pode aumentar a probabilidade de ter uma ressaca. As bebidas alcoólicas incluem compostos chamados congéneres que aumentam o sabor, o cheiro ou a cor da bebida. O álcool com menos congéneres, como o gin e o vodka, pode causar menos efeitos de ressaca do que o álcool com mais congéneres, como o brandy, o whisky e o vinho tinto.[33] A única cura para a ressaca é o tempo, embora beber água ou sumo de fruta e comer alimentos leves, como torradas ou bolachas, possa ajudar a combater a desidratação e a baixa de açúcar no sangue. O paracetamol deve ser evitado, pois pode ser tóxico para o fígado durante uma ressaca. A aspirina e os medicamentos anti-inflamatórios também devem ser evitados se houver náuseas ou dores de estômago, uma vez que podem agravar a gastrite aguda causada pelo álcool, mas os antiácidos podem ser úteis.[33]

A relação entre o consumo de álcool e alguns problemas de saúde é complexa.
Por exemplo, beber uma pequena quantidade de álcool pode ser benéfico na prevenção de doenças cardíacas em adultos mais velhos, mas beber muito álcool também pode prejudicar o coração. Noutros problemas de saúde, o álcool é a única causa da doença, como a cirrose hepática alcoólica, a perturbação do espetro alcoólico fetal e a pancreatite induzida pelo álcool. Para muitos outros problemas de saúde, o álcool é uma causa, entre outras, do problema, por exemplo, cancros e pneumonia. Globalmente, o álcool é uma causa de mais de 60 problemas de saúde diferentes e, para quase todos os problemas, um consumo mais intenso de álcool significa um maior risco de doença ou lesão.[34]

Mecanismos

Várias alterações fisiopatológicas que se seguem e perduram após a intoxicação alcoólica aguda (ou seja, estão presentes depois de todo o álcool agudo ter sido metabolizado) podem estar na origem da ressaca alcoólica. Fenómenos adicionais associados à desidratação, acidose metabólica, perturbação da síntese de prostaglandinas, aumento do débito cardíaco e vasodilatação. Outros mecanismos potenciais incluem a privação de sono e uma alimentação insuficiente. As moléculas orgânicas complexas presentes nas bebidas alcoólicas, conhecidas como congéneres, podem ter um papel importante na produção dos efeitos da ressaca, uma vez que algumas, como o metanol, são metabolizadas nas substâncias notavelmente tóxicas formaldeído e ácido fórmico. Os congéneres tendem a estar presentes em maiores concentrações nas bebidas mais escuras (por exemplo, whisky) em comparação com as bebidas claras (por exemplo, vodka).
Estes mecanismos têm em comum o facto de preverem a presença de efeitos de ressaca quando o nível de álcool no sangue (LBA) volta a zero, depois de se ter elevado durante e após o episódio de consumo de álcool. De facto, uma caraterística que define os efeitos da ressaca do álcool é a sua presença quando o nível de álcool no sangue é zero. Este facto é

necessário para efeitos de investigação, a fim de distinguir entre a ressaca e a intoxicação alcoólica aguda. No entanto, parece haver inconsistência na forma como se prevê que algumas destas alterações fisiológicas afectem o funcionamento cognitivo. Por exemplo, sabe-se que a privação de sono prejudica o funcionamento executivo. Por outro lado, o aumento do débito cardíaco está associado a um melhor desempenho cognitivo. A vasta gama de mecanismos e a ausência de uma direção de efeito unitária tornam complexa a previsão dos efeitos da ressaca. Durante a intoxicação alcoólica aguda, os processos controlados foram mais afectados do que os processos automáticos, o que implica um efeito na função executiva. Este efeito pode persistir na fase da ressaca. Do mesmo modo, Jones e Harrison (2001) encontraram reduções da função executiva na sequência de quantidades modestas de perda de sono induzida experimentalmente, um dos mecanismos que se pensa estarem na base da ressaca. Por conseguinte, a função executiva, ou certamente as funções cognitivas superiores, devem ser consideradas como funções candidatas a serem afectadas pela ressaca.[34]

CAPÍTULO 6

Intoxicação por álcool

A intoxicação alcoólica, conhecida nos serviços de urgência como intoxicação aguda, ocorre quando se ingere uma grande quantidade de álcool, seguida, pouco tempo depois, de alterações do humor ou do comportamento, de perturbações da capacidade de discernimento ou do funcionamento social e de um ou mais sinais físicos de embriaguez, como discurso arrastado, instabilidade, falta de coordenação, perturbação da atenção ou perda de consciência.

Os efeitos físicos da intoxicação alcoólica são muitos, desde as náuseas, os vómitos e a desidratação, que são sintomas familiares a quem tenha bebido demasiado numa ocasião, até à pior complicação - a morte. O termo "intoxicação alcoólica" é por vezes utilizado para descrever as complicações mais graves e potencialmente fatais da sobredosagem de álcool, como a respiração lenta e a perda de consciência. A dose letal de álcool é de 5 a 8g/kg (3g/kg para as crianças)[6] ou seja, para uma pessoa de 60 kg, 300g de álcool podem matar, o que equivale a 30 bebidas normais (cerca de 1 litro de bebidas espirituosas ou quatro garrafas de vinho).

O álcool interage com muitos medicamentos, incluindo medicamentos prescritos e de venda livre, medicamentos à base de plantas e drogas ilegais. O álcool pode reagir com diferentes medicamentos e drogas de diferentes formas, como aumentar o efeito sedativo dos comprimidos para dormir e dos analgésicos à base de opiáceos, aumentar a possibilidade de a aspirina irritar o estômago ou aumentar a possibilidade de o paracetamol danificar o fígado. Além disso, o consumo crónico e/ou episódico excessivo de álcool ativa as enzimas hepáticas que estão envolvidas na decomposição dos medicamentos sujeitos a receita médica, o que pode levar a que estes medicamentos sejam metabolizados mais rapidamente do que o habitual e sejam menos eficazes.[7]

Interações entre álcool e drogas

Os medicamentos sujeitos a receita médica que interagem com o álcool incluem as benzodiazepinas, os opiáceos, o paracetamol, os antidepressivos, os antibióticos, os anti-histamínicos, os anti-inflamatórios, os hipoglicemiantes, a varfarina, os barbitúricos e alguns medicamentos para o coração. Qualquer pessoa que inicie ou utilize um destes medicamentos deve aconselhar-se com o seu profissional de saúde sobre a forma como o álcool pode interagir com o medicamento e se é necessário reduzir ou suspender temporariamente o consumo de álcool. As pessoas que conduzem um veículo motorizado ou operam máquinas pesadas devem ter especial cuidado ao iniciar um novo medicamento que tenha uma potencial interação com o álcool. Quando combinado com drogas ilegais, o álcool pode ter vários efeitos, dependendo do tipo de droga ilegal. Pode aumentar o risco de sedação quando misturado com outras drogas sedativas, ou contrariar o efeito de drogas estimulantes. Quando o álcool é consumido com cannabis, a capacidade de condução é significativamente afetada, mais ainda do que quando o álcool é consumido sozinho. O consumo de álcool é a quarta principal causa de morte evitável nos Estados Unidos, a seguir ao tabagismo, à hipertensão arterial e à obesidade. [35]

Figura 7: Subprodutos do metabolismo do álcool

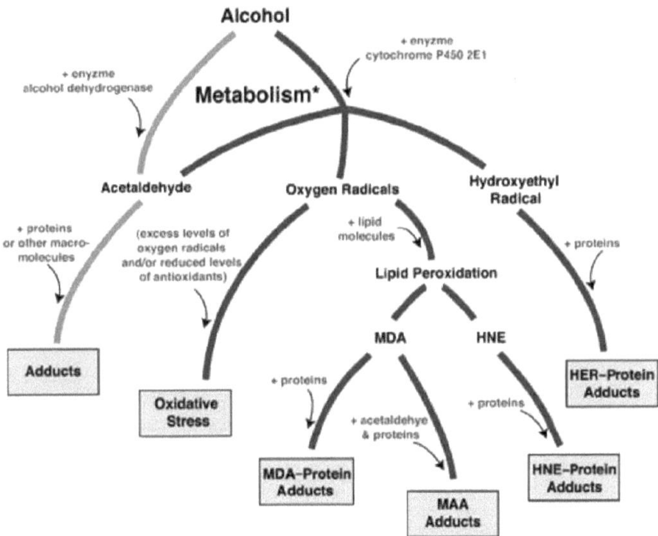

Figura 8: Benefícios e malefícios do consumo de álcool

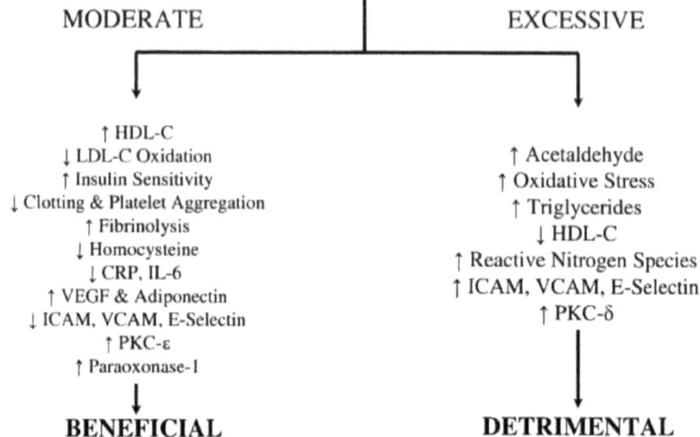

CAPÍTULO 7

Marcadores bioquímicos

Estão disponíveis vários testes laboratoriais para ajudar no diagnóstico do consumo de álcool e perturbações relacionadas. Os níveis de consumo a partir dos quais os resultados laboratoriais se tornam anormais variam de pessoa para pessoa. Os testes laboratoriais são particularmente úteis em situações em que se suspeita de cooperação ou quando não se dispõe de uma história clínica. Vários testes bioquímicos e hematológicos, como a atividade da T-glutamiltransferase (GGT), a atividade da aspartato aminotransferase (AST), o teor de colesterol de lipoproteínas de alta densidade (HDL-C) no soro e o volume corpuscular médio (VCM) dos eritrócitos são marcadores estabelecidos do consumo de álcool. A sua validade como marcadores baseia-se, em grande parte, nas correlações com o consumo recente num único momento e na diminuição dos valores elevados quando os consumidores pesados se abstêm de álcool. Estes testes laboratoriais facilmente disponíveis fornecem informações prognósticas importantes e devem fazer parte integrante da avaliação de pessoas com consumo de álcool perigoso. Existem vários outros marcadores com um potencial considerável para refletir com maior precisão o consumo recente de álcool. Estes incluem a transferrina deficiente em hidratos de carbono, a hexosaminidase, os aductos de acetaldeído e o rácio urinário dos metabolitos da serotonina, o 5-hidroxitriptofol e o ácido 5-hidroxiindolacético. Estes marcadores permitem esperar uma ajuda mais sensível e específica ao diagnóstico e um melhor controlo da ingestão.

Parte do corpo afetada (Sintomas)

Boca

- Discurso arrastado/confuso
- Estômago e tubo alimentar
- Náuseas, vómitos
- Azia
- Gastrite

Intestinos

- Diarreia

O pâncreas e a digestão dos açúcares

- Pancreatite
- Hipoglicemia

Os rins e o equilíbrio dos fluidos

- Desidratação
- Sais e minerais empobrecidos

Coração e tensão arterial

- Aumento da frequência cardíaca
- Ritmo cardíaco irregular

Pulmões

- Diminuição do ritmo e da profundidade da respiração (depressão respiratória)
- Pneumonia/bronquite

Cérebro e sistema nervoso

- Concentração/atenção prejudicada
- Desmaios/perda de memória

- Perturbação da consciência/coma

Saúde mental

- Alterações do humor e da personalidade
- Agressão/comportamento antissocial
- Suicídio e auto-mutilação

Saúde sexual

- Sexo não seguro/IST/agressão sexual
- Gravidez não planeada (mulheres)

Ossos e músculos

- Lesões

Olhos

- Visão turva/dupla

Todo o corpo

- Lesões
- Morte

Quando consumido regularmente ao longo do tempo ou num padrão de consumo excessivo de uma só vez, o álcool pode causar uma série de problemas de saúde. Estes incluem cancros e outras doenças como a doença hepática alcoólica, que pode variar entre danos reversíveis e permanentes no fígado devido ao álcool. Os riscos de cancros relacionados com o álcool e de outros problemas de saúde causados pelo álcool são maiores nas pessoas dependentes do álcool ou que bebem muito e os riscos aumentam com a quantidade média de álcool ingerida.

Potenciais doenças e complicações do consumo crónico e/ou episódico excessivo de álcool, por parte do corpo afetada

O álcool pode também agravar outros problemas de saúde não relacionados com o álcool, pelo que se recomenda a redução temporária ou a interrupção do consumo de álcool. Estas incluem qualquer doença do fígado, que pode ser agravada pelo consumo de álcool, infecções, uma vez que o consumo excessivo de álcool pode prejudicar o sistema imunitário e perturbações do sono, uma vez que o álcool interfere com o ciclo do sono.[19]

Diabetes mellitus

As pessoas com diabetes são aconselhadas a discutir o consumo de álcool com o seu profissional de saúde.[19] As pessoas com diabetes bem controlada podem consumir álcool com segurança, embora o risco de baixa de açúcar no sangue aumente se o álcool for consumido sem alimentos e se for utilizada insulina.[19,73] As pessoas com diabetes são aconselhadas a monitorizar os níveis de açúcar no sangue quando bebem e a usar uma pulseira de alerta ou uma identificação semelhante (que alerte os outros para a sua diabetes numa emergência), porque os sintomas de níveis baixos de açúcar no sangue, que são fatais mas rapidamente tratáveis, e de embriaguez são muito semelhantes.

Gama-Glutamil transferase

Os marcadores de consumo de álcool mais frequentemente utilizados são as enzimas séricas g- glutamil transferase, aspartato aminotransferase (AST) e o volume celular médio dos eritrócitos (VCM). De entre estas, a GT sérica é o marcador de consumo de álcool mais sensível e mais utilizado[36] . Trata-se de uma enzima canalicular biliar, que é induzida pelo álcool, e os níveis séricos aumentam em resposta a danos hepatocelulares agudos. Os níveis são especialmente elevados em doentes com doença hepática alcoólica grave,[37] embora possam diminuir nas fases mais avançadas da cirrose. É mais provável que esteja elevada em consumidores regulares do que em consumidores episódicos. No entanto, também são registados valores elevados em indivíduos que bebem barbitúricos ou outros agentes indutores de enzimas e em doenças hepáticas não relacionadas com o álcool.[38] Apresenta uma especificidade moderada.

Volume Corpuscular Médio

Se os níveis de yGT e de volume corpuscular médio (VCM) estiverem elevados, é mais provável que a causa seja o álcool[39] . Uma vez que os glóbulos vermelhos sobrevivem durante 120 dias após terem sido libertados na circulação, um resultado de MCV pode permanecer elevado até 3 meses após uma pessoa ter deixado de beber. Por conseguinte, é menos útil do que o ~,GT para monitorizar o consumo de álcool nas semanas seguintes ao tratamento.

O aumento do VCM foi registado noutras condições, como doenças da tiroide, deficiência de folato, perda de sangue recente e várias condições hematológicas, bem como noutras doenças hepáticas.[40]

Transaminases

As transaminases séricas, aspartato aminotransferase (AST) e alanina aminotransferase (ALl-), estão menos frequentemente elevadas do que a ~,GT.[41] Assim, as transaminases não têm sido frequentemente utilizadas em programas de rastreio devido à sua sensibilidade limitada.[42] A AST sérica também pode ser detectada em locais não hepáticos, particularmente no coração e no músculo, e os níveis estão aumentados em condições como o enfarte do miocárdio e o traumatismo do músculo esquelético. O rácio entre a AST e a ALT no soro pode ajudar no diagnóstico de algumas doenças hepáticas. Na maioria dos doentes com lesão hepática aguda, o rácio é igual ou inferior a 1, enquanto na hepatite alcoólica é geralmente de cerca de 2. A deficiência de piridoxal-5'-fosfato, uma coenzima necessária para ambas as aminotransferases, é comum na doença hepática alcoólica. Esta deficiência diminui a ALT hepática em maior grau do que a AST, com as correspondentes alterações nas concentrações séricas. No soro de indivíduos saudáveis, a AST mitocondrial (mAST) representa apenas <10% da atividade total da AST. No entanto, após um consumo excessivo de álcool, há indícios de danos mitocondriais, com um aumento da proporção de AST mitocondrial em relação à AST total (mAST: tAST) no soro.[43]

Outros exames laboratoriais comuns

O stress oxidativo gerado pela ação dos compostos tóxicos conduziu à indução da heme oxigenase hepática, cuja atividade aumentou em relação ao valor de controlo. Os doentes com várias formas de perturbações hepáticas apresentaram hiperbilirrubinemia. Observou-se um aumento significativo dos níveis séricos de bilirrubina, tanto não conjugada como conjugada, nos doentes alcoólicos.[44] Os níveis de colesterol de lipoproteína de alta densidade (HDL-C) estão correlacionados com a ingestão recente; no entanto, a sensibilidade de um HDL-C anormal na deteção de consumidores abusivos de álcool foi limitada.[45] Foi demonstrado que o urato plasmático está correlacionado com o consumo recente de álcool. Os bebedores pesados tendem a ter uma fosfatase alcalina sérica ligeiramente elevada. As concentrações de ureia são frequentemente reduzidas porque o álcool inibe as enzimas do ciclo da ureia.[46]

Albumina e Globulina

As caraterísticas comuns da doença hepática alcoólica crónica são a hipoalbuminemia progressiva. A exposição aguda ao álcool diminui a albumina. Apesar do aumento do nível de ARNm da albumina no fígado em resposta à intoxicação alcoólica.[47] A diminuição do nível de albumina sérica é atribuída ao estado nutricional dos indivíduos.[48] Por outro lado, a albumina é um potencial objeto de formação de adutos pelo acetaldeído, um metabolito do álcool. Esta albumina ou outros aductos proteicos podem estimular a formação de imunoglobulinas, provocando assim um aumento do nível de globulina sérica.[49] O consumo de etanol diminui a taxa de catabolismo proteico hepático. Estas alterações podem estar relacionadas com o grau de stress oxidativo induzido pelo etanol.[50]

Sistema Oxidante-Antioxidante

O consumo de álcool está associado a uma série de alterações das funções celulares e do sistema oxidante-antioxidante. As espécies reactivas de oxigénio eram significativamente mais elevadas nos consumidores pesados do que nos controlos. A capacidade antioxidante total era semelhante nos consumidores crónicos de álcool e nos consumidores moderados. O stress oxidativo pode ser observado em consumidores pesados sem doença hepática grave.[51] A estimulação da atividade monooxigenase do citocromo P-450 hepático foi acompanhada por uma maior formação de malondialdeído microssomal, um índice de peroxidação lipídica e uma diminuição do nível do antioxidante tocoferol. Assim, o nível de malondialdeído e tocoferol no soro pode ser recomendado como marcador biológico do stress oxidativo provocado pelo etanol.[52]

Acetaldeído

A medição do acetaldeído também tem sido utilizada como um marcador de consumo recente de álcool.

Uma vez que o acetaldeído é uma molécula reactiva, formando bases de Schiff com aminas, liga-se facilmente às proteínas, conduzindo a uma reação irreversível, dando origem a um aduto acetaldeído-proteína.[53] Foram adoptadas duas abordagens para a deteção do acetaldeído como marcador do consumo de álcool. A primeira abordagem consiste em detetar o acetaldeído, que se encontra livre ou ligado de forma reversível às proteínas plasmáticas.[54] O acetaldeído é libertado do sangue e medido por cromatografia gasosa ou líquida. [55]
A segunda consiste em utilizar um imunoensaio para detetar epítopos derivados do acetaldeído em proteínas do plasma.[56] Nenhuma destas abordagens foi suficientemente examinada para determinar plenamente o seu valor na deteção e monitorização do consumo de álcool, mas todas se revelam promissoras. A hemoglobina é outra proteína que forma aductos com o acetaldeído após a ingestão de etanol.[57] Encontram-se aductos entre o acetaldeído e as proteínas hepáticas no soro de pessoas com doença hepática alcoólica, nomeadamente hepatite. Não é ainda claro se os aductos entre o acetaldeído e as proteínas hepáticas são libertados em consequência de lesões hepáticas ou se estão eles próprios envolvidos na indução de lesões imunológicas. Os anticorpos para epítopos modificados com acetaldeído também foram utilizados como marcador de ingestão recente de álcool. Em particular, a resposta de IgA a epítopos modificados por acetaldeído foi referida como sendo um marcador específico de doença hepática alcoólica.[58]

Outros inquéritos especiais

A inseticolina-8 é activada na doença hepática alcoólica, especialmente na hepatite alcoólica, e está estreitamente relacionada com a lesão hepática. Os níveis de IL-8 podem refletir o estádio e a gravidade da doença hepática alcoólica e podem servir de indicador de sobrevivência em doentes com hepatite alcoólica).

De Goede e Yap[59] sugeriram que concentrações excecionalmente elevadas do **determinante antigénico de hidratos de carbono no soro,** CA 19.9, podem ser encontradas em doentes com doença hepática alcoólica (DH), enquanto a ingestão de etanol pode atuar em parte no aumento da des-carboxi-protrombina (DCP) sérica na DH.[60] **A b-hexosaminidase (HEX),** uma glicosidase lisossomal, tem maior sensibilidade na deteção do consumo de álcool do que os marcadores estabelecidos.[61] Os níveis de -HEX também aumentam com doença hepática de qualquer causa, por exemplo, gravidez, utilização de pílula contraceptiva oral e outras condições comuns.[62] Os doentes com doença hepática alcoólica (DHA) apresentam um número significativamente mais elevado de células de Kupffer, o que aumenta a expressão da matriz extracelular e promove processos fibrogénicos.[63]

Urashima referiu que as concentrações séricas de hialuronato **(ácido hialurónico; HA)** aumentam em várias doenças hepáticas, especialmente na doença hepática alcoólica, e a concentração sérica de HA tem sido utilizada como marcador de fibrose hepática.[64]

Transferrina deficiente em hidratos de carbono

Um dos marcadores mais promissores, a transferrina deficiente em hidratos de carbono (CDT), tem sido apontado como um marcador sensível e altamente específico do consumo excessivo crónico de álcool. CDT é um termo coletivo que se refere a isoformas de transferrina, que são deficientes em resíduos de ácido siálico. Em pessoas com consumo excessivo de álcool, verifica-se um aumento da concentração da isoforma da transferrina, que tem um pH isoelétrico de 5,7 (a isoforma principal da transferrina concentra-se normalmente a um pH de 5,4). O mecanismo pelo qual o consumo excessivo de álcool causa níveis elevados de CDT ainda não está determinado. Parece que o álcool (ou o seu principal metabolito, o acetaldeído) pode interferir com vários passos na produção, secreção e eliminação de glicoproteínas no fígado.[65]

É menos provável que os níveis de CDT estejam elevados nos jovens, pelo que o teste pode ter um valor limitado neste grupo. As mulheres que bebem <15 g de álcool/dia têm valores ligeiramente mais elevados do que os homens, embora dentro do intervalo de referência.[66] O ponto isoelétrico de uma isoforma de transferina varia de acordo com o número de grupos de ácido siálico presentes. Foram desenvolvidos vários métodos de separação das isoformas, com base na diferença de carga. Outros preferiram utilizar o rácio de transferina (o rácio da isoforma no pl 5,7 em relação à transferrina total) ou o índice de transferrina (o rácio da principal isoforma anormal no pl 5,7 em relação à principal isoforma normal no pl 5,4). Não é claro que a razão ou o índice de transferrina ofereçam qualquer vantagem sobre a simples quantificação das isoformas deficientes em hidratos de carbono, exceto talvez em situações em que a transferrina total seja provavelmente anormal.

Uma **transferrina desialilada** com um ponto isoelétrico de pH 5,7 foi encontrada no soro de indivíduos alcoólicos e provou estar relacionada com a ingestão de álcool a longo prazo.[67] Vários métodos de ensaio de CDT pareceram promissores, em particular a cromatografia líquida (cromatografia de focalização, HPLC, cromatografia líquida de proteínas rápidas) e a focalização isoeléctrica, mas não existem estudos emparelhados suficientes para tirar conclusões definitivas. É difícil resumir o benefício que a CDT oferece em relação à medição convencional menos dispendiosa da glutamil transferase. Além disso, não é evidente qual a técnica mais exacta para a medição da CDT.[68]

Foi proposto um grande número de marcadores bioquímicos para a deteção do consumo excessivo de álcool e da doença hepática associada. Clinicamente, as actividades das aminotransferases raramente excedem 300U/l na hepatite alcoólica aguda e são muito inferiores (frequentemente dentro dos limites de referência) na doença hepática alcoólica crónica. O álcool esgota o piridoxal 5-fosfato dependente da vitamina B6, um precursor essencial da síntese de aminotransferases. O rácio AST: ALT é normalmente superior a 2, ao contrário de outras doenças hepáticas, em que a ALT é normalmente superior à AST . Este facto tem sido atribuído ao aumento do aparecimento de AST mitocondrial. Embora a AST mitocondrial esteja elevada no soro de alcoólicos, raramente representa mais de 20% da atividade total da AST e é pouco provável que seja a única causa. A AST mais elevada pode refletir danos noutros tecidos que libertam AST, mas não ALT, que está confinada ao fígado. A ALP está tipicamente elevada cerca de duas vezes, mas pode estar quatro ou cinco vezes elevada em doentes com hepatite alcoólica.

A GGT sérica é habitualmente utilizada como teste de rastreio do abuso de álcool. No entanto, a GGT é uma enzima induzível que é elevada por muitos fármacos e por muitos estados patológicos. Assim, a sensibilidade clínica da GGT para o consumo de álcool é satisfatória, mas não é um teste específico para o abuso crónico de álcool.

Os ésteres etílicos de ácidos gordos também foram propostos como marcadores da ingestão de etanol. O álcool interfere com uma série de reacções de glicoconjugação, talvez como resultado da inibição das glicotransferases hepáticas pelo acetaldeído. A isoforma de transferência tem sido estudada como um marcador do consumo de álcool, uma vez que o consumo excessivo de etanol resulta no aparecimento no soro de isoformas que são deficientes em hidratos de carbono (CDT, também designada hipossialil e asiailtransferrina). A utilização do CDT e da GGT aumentará a precisão da identificação de consumidores problemáticos. Independentemente da função hepática, foi proposto um aumento do volume corpuscular médio dos eritrócitos, um indicador de produção disfuncional de glóbulos vermelhos, como marcador do consumo crónico de etanol, sendo mais específico do que a GGT.

O TP pode ser prolongado e a albumina sérica pode diminuir à medida que a doença se torna mais grave. Os níveis séricos de procolagénio tipo 3 estão razoavelmente bem correlacionados com a síntese de colagénio e com a gravidade da doença na doença hepática alcoólica crónica. As anomalias laboratoriais não específicas que reflectem as alterações metabólicas difusas que ocorrem com o alcoolismo incluem hiperuricemia, hiperlactacidemia, hipertrigliceridemia, hipoglicemia, hipofosfatemia, hipomagnesemia e macrocitose. A biopsia hepática é essencial para determinar a gravidade e o prognóstico da doença, bem como para excluir doenças tratáveis, como a hepatite crónica e a hemocromatose.[68]

CAPÍTULO 8

Análise do álcool

São utilizadas técnicas semelhantes para medir o álcool no sangue, soro, saliva ou urina e para amostras post-mortem (por exemplo, líquido vítreo e músculo esquelético). A determinação do etanol no ar expirado requer analisadores especiais de álcool no ar expirado.

Álcool no sangue

As amostras de sangue adequadas para a determinação de álcoois são o soro, o plasma ou o sangue total. O local da punção venosa deve ser limpo com um desinfetante sem álcool, como o cloreto de benzalcónio aquoso. O álcool distribui-se pelos compartimentos aquosos do sangue e, uma vez que o teor de água do soro é 98% superior ao do sangue total 86%, obtêm-se resultados que indicam teores alcoólicos mais elevados com o soro. Experimentalmente, a relação soro: sangue total é de 1:14 e varia ligeiramente com o hematócrito.[69]

Vários estados têm leis que definem a intoxicação ao conduzir um veículo sob a influência do álcool com base em concentrações de etanol no sangue total. Alguns estados não especificam o tipo de amostra. O laboratório que efectua a determinação do teor de álcool deve indicar claramente a escolha da amostra. Devido à natureza volátil dos álcoois, as amostras devem ser mantidas tapadas para evitar perdas por evaporação para a atmosfera. O sangue pode ser armazenado, quando devidamente selado, durante 14 dias à temperatura ambiente ou a 4 graus Celsius, com ou sem conservante, para armazenamento prolongado ou para amostras post-mortem não estéreis. O fluoreto de sódio deve ser utilizado como conservante para evitar uma diminuição ou um aumento ocasional, por fermentação, da concentração de etanol.

Para medir o etanol no sangue, a análise enzimática é o método de eleição de muitos laboratórios. Neste método, o etanol é medido por oxidação a acetaldeído com NAD, uma reação catalisada pela álcool desidrogenase (ADH). Com esta reação, a formação de NADH , medida a 340 nm, é proporcional à quantidade de etanol na amostra. A reação é conduzida quase completamente para a direita através da utilização de NAD e ADH em excesso e de agentes como a semicarbazida ou o tris(hidroximetil)aminometano para reter o acetaldeído à medida que este se forma.

Na maioria das condições de ensaio, a ADH é razoavelmente específica para o etanol. A interferência, em relação ao etanol, é geralmente de cerca de 7% para o isopropanolol, 3% para o metanol e 4% para o etilenoglicol. Estão disponíveis kits de reagentes de vários fabricantes para utilização com espectrofotómetros manuais ou analisadores automáticos. O soro ou plasma é o espécime mais comum para a análise do etanol pelos métodos da ADH; o método também funciona bem com urina ou saliva. Em alguns métodos, o sangue total pode ser utilizado diretamente, mas noutros pode ser necessário um passo de precipitação antes da análise para evitar a interferência da hemoglobina. Estes métodos são geralmente muito semelhantes aos métodos de cromatografia em fase gasosa.[70]

Os ensaios de etanol utilizando a ADH, especialmente os que são totalmente automatizados, são convenientes para os laboratórios clínicos que não dispõem de instrumentos de cromatografia gasosa. A especificidade do etanol deve ser claramente comunicada aos médicos que tratam de doentes com intoxicação aguda. Caso contrário, valores muito baixos ou negativos de etanol podem ser erradamente interpretados como álcool num doente que ingeriu metanol ou isopropanolol.

As medições do etanol podem ser utilizadas em conjunto com o diferencial de osmol para detetar a possível presença de quantidades significativas de metanol, isopropanolol ou etilenoglicol.[70]

Álcool no ar expirado

As leis que regulam a condução sob o efeito do álcool baseavam-se originalmente na concentração de etanol no sangue venoso. Uma vez que a colheita de sangue é invasiva e requer a intervenção de pessoal médico, a determinação do álcool no ar expirado tem sido, desde há muito, a principal forma de medição do álcool como prova. Existe também um interesse clínico crescente na determinação do álcool no ar expirado no local de prestação de cuidados. O princípio fundamental para a utilização da análise do hálito é que o álcool no sangue alveolar capilar se equilibra rapidamente com o ar alveolar num rácio de aproximadamente 2100:1 (hálito-sangue). Por conseguinte, o álcool no ar expirado é expresso em g/dl de álcool no sangue total. Este rácio sangue - hálito

O rácio pode, de facto, estar mais próximo de 2300:1, mas, em qualquer caso, é variável.

Antes da análise do hálito, é necessário um período de espera de 15 minutos para permitir a eliminação de qualquer resíduo de álcool que possa ter estado presente na boca (por exemplo, consumo muito recente de álcool, utilização de elixir bucal com álcool ou vómito de líquidos gástricos ricos em álcool durante o período de absorção ativa do álcool (30-120 minutos antes do pico da concentração de álcool no sangue venoso). A concentração de álcool no sangue arterial pode ser mais elevada do que no sangue venoso periférico. Consequentemente, a concentração de álcool no ar expirado pode também ser superior à do sangue venoso. Consequentemente, a concentração de álcool no ar expirado pode também ser superior à do sangue venoso durante esta fase de absorção, uma vez que o ar expirado se equilibra com o sangue arterial pulmonar. As potenciais consequências da realização da análise do álcool no ar expirado durante a fase de absorção têm sido objeto de um debate considerável.[71]

No interesse da segurança pública, o Departamento de Transportes dos EUA (DOT) impôs a realização de testes de alcoolémia no ar expirado, para além do rastreio de drogas de abuso na urina, aos trabalhadores do sector dos transportes comerciais. Se a concentração de álcool no ar expirado se situar entre 0,02 e 0,04g/210L em medições duplicadas (num período de 30 minutos), o trabalhador não pode retomar as suas funções de segurança durante 8 horas (24 horas para os condutores de veículos a motor). Se a concentração for igual ou superior a 0,04g/210L, o trabalhador é suspenso das suas funções até que seja efectuada uma avaliação por profissionais especializados em toxicodependência e iniciados os testes de acompanhamento adequados.

Estão disponíveis vários dispositivos comerciais de medição do álcool no ar expirado. O princípio de medição é a espetrometria de absorção de infravermelhos (mais comum), a oxidação-redução do ácido sulfúrico dicromático (fotométrica), a GC (ionização por chama ou deteção da condutividade térmica), a oxidação eletroquímica (célula de combustível) ou sensores de semicondutores de óxido metálico. Foi publicada uma lista de dispositivos de alcoolémia aprovados pelo DOT. Alguns destes dispositivos são aprovados apenas para despistagem. Neste caso, a segunda determinação ou a determinação confirmatória do álcool no ar expirado deve ser efectuada com um analisador aprovado de álcool no ar expirado para efeitos de prova. Os dispositivos de medição do álcool no ar expirado podem também ser utilizados para a avaliação médica de doentes no local de prestação de cuidados (por exemplo, no serviço de urgência). Um analisador de hálito por infravermelhos com transformada de

Fourier capaz de medir o etanol, o metanol e o isopropanolol teve um bom desempenho na avaliação e tratamento de doentes com envenenamento por metanol.[72]

Álcool na saliva

Dado que a saliva (cada vez mais referida como fluido oral) pode ser recolhida de forma fácil e não invasiva, existe um interesse crescente na sua utilização para a medição do etanol e para a deteção de drogas de abuso. O etanol distribui-se entre o sangue e a saliva por difusão passiva, em grande parte de acordo com o teor de água destes fluidos (85%w/v para o sangue total; 99% para a saliva). Experimentalmente, a concentração de etanol na saliva é cerca de 9% mais elevada do que no sangue total, um valor ligeiramente inferior ao previsto com base nos respectivos teores de água; a concentração de etanol no soro e na saliva deveria ser aproximadamente a mesma com base no seu teor de água semelhante. Os perfis temporais de concentração de etanol no sangue, no hálito e na saliva são todos semelhantes.[73] Foi desenvolvido um pequeno dispositivo de teste, o Q.E.D saliva alcohol test (orasure technologies, Bethlehem, Pa), para medir o etanol na saliva. A saliva é absorvida numa zaragatoa, que é depois inserida no cartucho de teste. A medição do etanol baseia-se na reação da ADH associada a uma reação de indicador de cor mediada pela diaforase, que permite a deteção visual do ponto final numa escala semelhante a um termómetro após 2 minutos de incubação.

Este dispositivo foi avaliado e determinou-se que fornece resultados concordantes com os do etanol no ar expirado ou no sangue venoso. O Q.E.D. é adequado para utilização no local, no serviço de urgência, no local de trabalho e, potencialmente, na estrada. Está aprovado pelo DOT para o rastreio do álcool. Embora concebido para a medição do álcool na saliva, o Q.E.D. também fornece medições exactas do álcool no soro.[74]

O dispositivo de cartão de teste de álcool ON-SITE (Roche Diagnostic systems), para a medição qualitativa do etanol na saliva ou na urina, também se baseia num esquema de deteção acoplado à ADH - diaforase. Este cartão de teste foi concebido para produzir uma resposta positiva para concentrações de etanol superiores a 0,02 g/dl. Este dispositivo é igualmente aprovado pelo DOT para rastreio.[75]

Um dispositivo aprovado pelo terceiro DOT consiste numa tira de teste de plástico adequada para ser inserida sob a língua do indivíduo ou na saliva recolhida. Após a saturação do bloco de reação com saliva e um período de incubação de 2 minutos, torna-se visível uma barra colorida associada à ADH-diaforase se a concentração de etanol for igual ou superior a 0,02 g/dl.

O fluxo de saliva está, em grande parte, sob o controlo do sistema nervoso parassimpático, pelo que a recolha de saliva pode ser difícil em indivíduos que apresentam sintomatologia anticolinérgica (por exemplo, boca seca associada a sobredosagem de antidepressivos tricíclicos). Além disso, o fluxo salivar pode estar comprometido em alguns alcoólicos.[76]

Álcool na urina

A urina tem sido utilizada como uma amostra alternativa e menos invasiva para a determinação do álcool, em comparação com o sangue. Durante a fase pós-absortiva após a ingestão de álcool, a concentração de álcool na urina é cerca de 1,3 vezes superior à do sangue.[77] Os cálculos da concentração de álcool no sangue a partir da concentração determinada na urina com base no rácio médio de álcool na urina e no sangue são admissíveis em algumas jurisdições. No entanto, a utilização de medições de álcool na urina para este fim é desaconselhada por alguns autores porque o rácio de 1,3 é altamente variável e a concentração de álcool na urina representa uma média da concentração de álcool no sangue representa uma média da concentração de álcool no sangue durante o período de tempo em que a urina foi recolhida na bexiga. Uma melhor correlação da concentração de álcool na urina com a concentração de álcool no sangue é obtida esvaziando a bexiga e recolhendo a urina após 20-30 minutos.

Existe um interesse renovado na despistagem do álcool na urina, em conjunto com a despistagem de drogas de abuso na urina. Para este efeito, a deteção de álcool na urina representa a ingestão de álcool nas 8 horas anteriores. A urina não é um espécime aprovado para a medição do álcool pelo DOT.[78]

Álcool Postmortem

O álcool é medido no sangue post-mortem e no humor vítreo. O músculo foi proposto como uma amostra alternativa útil ao sangue post mortem.[79]

Determinação de voláteis através do osmol sérico Gap

Os principais constituintes osmoticamente activos do soro são o Na, o Cl, o HCO3, a glicose e a ureia. Foram utilizadas várias fórmulas empíricas baseadas na medição destas substâncias para calcular a osmolalidade do soro. A diferença entre a osmolalidade real, medida pela depressão do ponto de congelação, e a osmolalidade calculada é designada por delta-osmolalidade, ou intervalo de osmol. Normalmente, o diferencial de osmol é <10mOsm/kg. Os álcoois, a acetona e o etilenoglicol, quando presentes em concentrações significativas, aumentam a osmolalidade real e, por conseguinte, resultam num aumento do intervalo de osmol (>10mOsm/kg). As substâncias voláteis não são detectadas quando a osmolalidade é medida com um osmómetro de pressão de vapor. Por conseguinte, para efeitos de determinação do intervalo de osmol, só são aceitáveis medições da osmolalidade baseadas na depressão dos pontos de congelação.

Cada 100 mg/dl de etanol no soro resulta numa osmolalidade delta de 21,7 mOsm/kg.[80] Ao considerar este efeito previsível do etanol na osmolalidade sérica, é possível determinar que parte de um aumento do intervalo de osmolalidade se deve ao etanol. Um diferencial de osmol residual significativo (> 10mosm/Kg) sugeriria a possível presença de isopropanolol, metanol, acetona ou etilenoglicol. Está disponível um normograma que relaciona a concentração sérica de etanol e o diferencial de osmolalidade para ajudar nesta interpretação. Em alternativa, a contribuição do etanol para a osmolalidade medida pode ser calculada e incluída na fórmula anterior para o cálculo da osmolalidade delta. Estes cálculos podem ser programados numa calculadora ou num minicomputador. Esta informação, em conjunto com a presença ou ausência de acidose metabólica ou de acetona sérica, pode ser útil para o médico se não estiverem disponíveis medições específicas de álcool que não o etanol e de etilenoglicol numa base de emergência.[80]

Quadro 2: Resultados laboratoriais caraterísticos da ingestão de álcool

Alcohol	**Osmol Gap**	**Metabolic Acidosis With Anion Gap**	**Serum Acetone**	**Urine Oxalate**
Ethanol	+	-	-	-
Methanol	+	+	-	-
Isopropanol	+	-	+	-
Ethylene Glycol	+	+	-	+

CAPÍTULO 9

Tratamento

A abordagem ao tratamento das doenças relacionadas com o álcool é relativamente simples:

- Reconhecer que pelo menos 20% de todos os doentes têm uma perturbação do consumo de álcool.
- Aprender a identificar e a tratar os problemas agudos relacionados com o álcool
- Saber como ajudar os pacientes a começar a lidar com os seus problemas de alcoolismo
- Saber o suficiente sobre o tratamento do alcoolismo para encaminhar adequadamente os pacientes para ajuda adicional.

CAPÍTULO 10

Identificação, Intervenção e Reabilitação

Identificação do alcoolista

Os homens e as mulheres podem ser identificados através de perguntas sobre problemas com o álcool e da observação de resultados de análises laboratoriais que podem refletir um consumo regular de seis a oito ou mais bebidas por dia. As duas análises sanguíneas com sensibilidade e especificidade >60% para o consumo excessivo de álcool são a gama glutamil transferase >35U e a transferência de deficiências em hidratos de carbono >20U/L. A combinação das duas é provavelmente mais precisa do que qualquer uma delas isoladamente. É provável que os valores destes marcadores serológicos regressem ao normal com várias semanas de abstinência. Outros exames de sangue úteis incluem VCMs >91microm3 e ácido úrico sérico > 416mol/l ou 7mg/dl.

O diagnóstico de uma perturbação por consumo de álcool baseia-se, em última análise, na documentação de um padrão de dificuldades repetidas associadas ao álcool. Assim, no rastreio, é importante sondar problemas conjugais ou laborais, dificuldades legais, história de acidentes, problemas médicos, evidência de tolerância, etc., e depois tentar associar o consumo de álcool ou de outra substância. Alguns questionários padronizados podem ser úteis, incluindo o questionário de identificação de perturbações relacionadas com o consumo de álcool (AUDIT), com 10 itens, mas estes são apenas instrumentos de rastreio, sendo ainda necessária uma entrevista presencial para um diagnóstico significativo.

Quadro 3: Teste de identificação de perturbações associadas ao consumo de álcool (Audit)

	Item	**5-Point Scale (Least to Most)**
1	How often do you have a drink containing alcohol?	Never (0) to 4+ per week (4)
2	How many drinks containing alcohol do you have on a typical day?	1 or 2 to 10+ (4)
3	How often do you have six or more drinks on one occasion?	Never (0) to daily or almost daily (4)
4	How often during the last year have you found that you were not able to stop drinking once you had started?	Never (0) to daily or almost daily (4)
5	How often during the last year have you failed to do what was normally expected from you because of drinking?	Never (0) to daily or almost daily (4)
6	How often during the last year have you needed a first drink in the morning to get yourself going after a heavy drinking session?	Never (0) to daily or almost daily (4)
7	How often during the last year have you had a feeling of guilt or remorse after drinking?	Never (0) to daily or almost daily (4)
8	How often during the last year have you been unable to remember what happened the night before because you had been drinking?	Never (0) to daily or almost daily (4)
9	Have you or someone else been injured as a result of your drinking?	No (0) to yes, during the last year (4)
10	Has a relative, friend, doctor or other health worker been concerned about your drinking or suggested that you should cut down?	No (0) to yes, during the last year (4)

A Auditoria é pontuada através da simples soma dos valores associados à resposta aprovada. Uma pontuação

> 8 indicam um consumo nocivo de álcool.

Doenças relacionadas com o álcool

A primeira prioridade no tratamento da intoxicação grave é a avaliação dos sinais vitais e o controlo da depressão respiratória, da arritmia cardíaca ou da instabilidade da pressão arterial, caso existam. A possibilidade de intoxicação por outras drogas deve ser considerada através da realização de exames toxicológicos para detetar outros depressores do sistema nervoso central (SNC), como as benzodiazepinas e os opiáceos. O comportamento agressivo deve ser tratado oferecendo tranquilidade, mas também considerando uma possível demonstração de força com uma equipa de intervenção. Se o comportamento agressivo se mantiver, podem ser utilizadas doses relativamente baixas de benzodiazipinas de ação curta, como o lorazepam (por exemplo, 1-2 mg por via intravenosa), que podem ser repetidas conforme necessário, ou olanzapina 2,5-10 mg IM, repetida às 2 e 6 horas, se necessário.

Intervenção

Existem dois elementos principais para a intervenção numa pessoa com alcoolismo: entrevista motivacional, intervenções breves durante a entrevista motivacional, e o clínico ajuda o paciente a refletir sobre as vantagens (por exemplo, conforto em situações sociais) e desvantagens (por exemplo, problemas de saúde e interpessoais) do atual padrão de consumo de álcool. A resposta do paciente é fundamental e o clínico deve ouvir com empatia, ajudar a ponderar as opções e encorajar o paciente a assumir a responsabilidade pelas mudanças necessárias. Os pacientes devem ser lembrados de que só eles podem decidir evitar as consequências que ocorrerão se não houver mudanças no consumo de álcool. O processo de intervenção breve foi resumido pelo acrónimo FRAMES: feedback para o doente; responsabilidade a assumir pelo doente; aconselhamento, em vez de ordens, sobre o que tem de ser feito; menus de opções que podem ser consideradas, empatia para compreender os pensamentos e sentimentos do doente e auto-eficácia, ou seja, oferecer apoio à capacidade do doente para fazer mudanças.

Quando o doente começa a considerar a mudança, a ênfase passa para uma intervenção breve destinada a ajudá-lo a compreender melhor as acções potenciais. As discussões centram-se nas consequências do elevado consumo de álcool, nas abordagens sugeridas para deixar de beber e na ajuda para reconhecer e evitar situações susceptíveis de levar a um consumo excessivo de álcool. Tanto a entrevista motivacional como as intervenções breves podem ser realizadas em sessões de 15 minutos, mas como os doentes nem sempre mudam de comportamento imediatamente, são muitas vezes necessárias várias reuniões para explicar o problema, discutir os tratamentos ideais e explicar o problema, discutir os tratamentos ideais e explicar os benefícios da síndrome de abstinência.

Cerca de 2% dos alcoólicos sofrem uma crise de abstinência, com o risco a aumentar no contexto de problemas médicos concomitantes, uso indevido de outras drogas e quantidades mais elevadas de álcool. O mesmo fator de risco também contribui para uma taxa semelhante de delirium tremens, em que a abstinência inclui delírio (estado mental, confusão, agitação e níveis flutuantes de consciência) associado a atremor e hiperatividade autonómica (por exemplo, aumento acentuado do pulso, da pressão arterial e da respiração). Os riscos de convulsões e DT podem ser reduzidos se forem identificadas e tratadas quaisquer condições médicas subjacentes numa fase precoce do processo de abstinência. Assim, o primeiro passo é um exame físico completo em todos os alcoólicos que estejam a considerar a abstinência, incluindo a procura de indícios de insuficiência hepática, hemorragia gastrointestinal, arritmia cardíaca, infeção e glicose, infeção e glicose ou distúrbios electrolíticos. Também é importante oferecer uma nutrição adequada e vitaminas B múltiplas orais, incluindo 50-100 mg de tiamina diariamente durante uma semana ou mais. Dado que a maioria dos alcoólicos que entram em abstinência estão normalmente hidratados ou ligeiramente sobre-hidratados, os fluidos intravenosos devem ser evitados, a menos que exista um problema médico relevante ou uma hemorragia recente significativa, vómitos ou diarreia.

O passo seguinte consiste em reconhecer que, uma vez que os sintomas de abstinência reflectem a rápida remoção de um depressor do SNC, o álcool, os sintomas podem ser controlados através da administração de qualquer depressor em doses que diminuam os sintomas (por exemplo, pulso rápido e tremores) e, em seguida, diminuindo a dose ao longo de 3-5 dias. Embora a maioria dos depressores seja eficaz, as benzodiazepinas têm a maior margem de segurança e o menor custo, sendo, por isso, a classe de medicamentos preferida. As benzodiazepinas de meia-vida curta podem ser consideradas para os doentes com insuficiência hepática grave ou com evidência de lesões cerebrais significativas, mas devem ser administradas de 4 em 4 horas para evitar flutuações abruptas do nível sanguíneo que podem aumentar o risco de convulsões. Por conseguinte, a maioria dos médicos utiliza medicamentos com semi-vida mais longa (por exemplo, clordiazepóxido). Ajustar a dose se os sinais de abstinência aumentarem e suspender o medicamento se o doente estiver a dormir ou tiver hipotensão ortostática. Em média, os doentes necessitam de 25-50 mg de clordiazepóxido ou 10 mg de diazepam administrados por via oral de 4 em 4-6 horas no primeiro dia, sendo as doses depois reduzidas a zero nos 5 dias seguintes. Embora a abstinência do álcool possa ser tratada num hospital, os doentes em boas condições físicas que demonstrem sinais ligeiros de abstinência apesar das baixas concentrações de álcool no sangue e que não tenham antecedentes de DT ou convulsões de abstinência podem ser considerados para desintoxicação em ambulatório. Durante os 4 ou 5 dias seguintes, estes doentes devem regressar diariamente para avaliação dos sinais vitais e do agravamento dos sintomas de abstinência.

O tratamento do paciente com DT pode ser um desafio e é provável que a doença tenha um curso de 3-5 dias, independentemente da terapia utilizada. Os cuidados centram-se na identificação e correção dos problemas médicos, no controlo do comportamento e na prevenção de lesões. Muitos médicos recomendam a utilização de doses elevadas de benzodiazepinas (até 800 mg/d de clordiazepóxido), um tratamento que diminui a agitação e aumenta o limiar de convulsão, mas que provavelmente pouco contribui para melhorar a confusão. Outros médicos recomendam a utilização de medicamentos antipsicóticos, como o haloperidol ou a olanzapina. Os antipsicóticos têm menos probabilidades de exacerbar a confusão, mas podem aumentar o risco de convulsões; não têm lugar no tratamento de sintomas ligeiros de abstinência. Em geral, as crises de abstinência raramente requerem mais do que a administração de uma dose adequada de benzodiazepinas. Existem poucas provas de que os anticonvulsivantes, como a fenitoína ou a gabapentina, sejam mais eficazes nas crises de abstinência, e o risco de convulsões já passou quando se atingem os níveis efectivos do medicamento. Os raros doentes com estado epilético devem ser tratados.

Reabilitação de alcoólicos

Depois de concluída a reabilitação de alcoólicos, >60% dos alcoólicos, especialmente os doentes de meia-idade, mantêm a abstinência durante pelo menos um ano, e muitos atingem a sobriedade para toda a vida. O núcleo do tratamento utiliza abordagens cognitivo-comportamentais para ajudar os doentes a reconhecer a necessidade de mudar, ao mesmo tempo que trabalha com eles para alterar o seu comportamento de modo a aumentar a adesão. Um passo fundamental é otimizar a motivação para a abstinência através da educação sobre o alcoolismo e de instruções aos familiares para deixarem de proteger o doente dos problemas causados pelo álcool. Após anos de consumo excessivo de álcool, muitos doentes precisam também de aconselhamento, alguns necessitam de ajuda vocacional ou avocacional para estruturar os seus dias e todos devem experimentar grupos de autoajuda, como os Alcoólicos Anónimos (AA), para os ajudar a desenvolver-se como um grupo de pares sóbrios e aprender a lidar com as tensões da vida de forma sóbria. Um terceiro componente, a prevenção de recaídas, ajuda o doente a identificar as situações em que é provável que volte a beber, a formular formas de gerir esses riscos e a desenvolver estratégias de confronto que aumentem as hipóteses de voltar à abstinência se ocorrer um deslize.

Embora muitos possam ser tratados em regime de ambulatório, as intervenções mais intensas são mais eficazes e alguns alcoólicos não respondem aos AA ou aos grupos de ambulatório. Qualquer que seja o contexto, o contacto subsequente com o pessoal de tratamento em regime ambulatório deve ser mantido durante pelo menos 6 meses e, de preferência, um ano após a abstinência. O aconselhamento centra-se nas áreas de melhoria do funcionamento na ausência de álcool (ou seja, por que razão é boa ideia continuar a abstinência) e ajuda o doente a gerir o tempo livre sem álcool, a desenvolver um grupo de pares que não bebe e a lidar com o stress.

O médico desempenha um papel importante na identificação do alcoólico, no diagnóstico e tratamento das síndromes médicas e psiquiátricas associadas, na supervisão da desintoxicação, no encaminhamento do doente para programas de reabilitação, no aconselhamento e, se for caso disso, na seleção da medicação necessária. No caso das insónias, os doentes devem ser informados de que o sono perturbado é normal após o consumo de álcool e que irá melhorar nas semanas seguintes. Os medicamentos para dormir correm o risco de serem utilizados de forma incorrecta e de provocar insónias de retorno quando são interrompidos. Os antidepressivos sedativos (por exemplo, trazodona) não devem ser utilizados porque interferem com o funcionamento cognitivo na manhã seguinte e perturbam a arquitetura normal do sono, mas pode ser considerada a utilização ocasional de medicamentos para dormir de venda livre (anti-histamínicos sedativos). A ansiedade pode ser tratada aumentando a perceção do doente sobre a natureza temporária dos sintomas e ajudando-o a desenvolver estratégias para alcançar o relaxamento, utilizando formas de terapia cognitiva.

Medicamentos para a reabilitação

Vários medicamentos têm benefícios modestos quando utilizados nos primeiros 6 meses de recuperação. O antagonista da opoide, naltrexona, 50-150 mg/dl por via oral, pode encurtar as recaídas subsequentes, quer seja utilizado na forma oral ou como injeção de 380 mg uma vez por mês, especialmente em indivíduos com o alelo G do polimorfismo AII8G do recetor da opoide. Ao bloquear os receptores opoides, a naltrexona diminui a atividade do sistema de recompensa tegmental ventral, rico em dopamina, e diminui a sensação de prazer em caso de ingestão de álcool

Um segundo medicamento, o acamprosato a 2 g/d dividido em três doses orais, tem efeitos modestos semelhantes; o acamprosato inibe os receptores NMDA, diminuindo os sintomas ligeiros de abstinência prolongada. Vários ensaios de combinação de naltrexona e acamprosato indicaram que a combinação pode ser superior a qualquer um dos medicamentos isoladamente, embora nem todos os estudos estejam de acordo. É mais difícil estabelecer o rácio ativo/passivo de um terceiro fármaco, o dissulfram, um inibidor da ALDH, utilizado em doses de 250 mg/dl. Este fármaco produz vómitos e instabilidade do sistema nervoso autónomo na presença de álcool, em resultado do rápido aumento dos níveis sanguíneos de acetaldeído. Esta reação pode ser perigosa, especialmente para os doentes com doenças cardíacas, acidentes vasculares cerebrais, diabetes mellitus ou hipertensão. O próprio medicamento comporta riscos potenciais de depressão, sintomas psicóticos, neuropatia periférica e lesões hepáticas.

O Disulfram deve ser administrado sob a supervisão de alguém, especialmente durante situações de consumo de álcool de alto risco. Outros fármacos que estão a ser investigados incluem outro antagonista dos opiáceos, o nalmefeno, o agonista dos receptores nicotínicos, o varencillıne, o antagonista da serotonina, o odansteron, o agonista alfa adrenérgico, a prazosina, o agonista dos receptores GABA, o baclofeno, o anticonvulsivo topiramato e os antagonistas dos receptores de canabinol. agonista do recetor GABA baclofeno o anticonvulsivo topiramato e os antagonistas dos receptores de canabinol Atualmente, não existem dados suficientes para determinar a relação risco/eficácia destes medicamentos no tratamento do alcoolismo e no tratamento do alcoolismo e, por conseguinte, não existem dados que ofereçam um apoio sólido à sua utilização no contexto clínico de rotina.

Referências:

1. Centros de Controlo e Prevenção de Doenças (2010). Alcohol and public health: Frequentlyaskedquestions . 2010. Dehttp://www.cdc.gov/alcohol/faqs.htm. sm;lfml;sd;27: 1047-53.
2. Schukit AM.Álcool e alcoolismo. In: Fauci AS, Kasper DL, Hauser SL, Longo BL, Jameson JL, Editores. Harrison principles of internal medicine .19th edition. Estados Unidos da América (Nova Iorque): Mc Graw Hill Company, Inc; 2012. P. 2723-2728
3. Zakhari, S. (2006). Overview: How is alcoholmetabolized by the body? Alcohol Research & Health,29(4), 245-254.
4. Schuckit, M. A. (2005). Perturbações relacionadas com o álcool. Em B.J. Sadock & V. A. Sadock (Eds.), Kaplan and Sadock's comprehensive textbook of psychiatry (7ª ed.). Philadephia: Lippincott Williams & Wilkins
5. Fingerhood, M. I. (2007). Alcoholism and associated problems. Em N. H. Fiebach, L. R. Barker, J. R. Burton &P. D. Zieve (Eds.), Principles of ambulatory medicine (7ª ed.). Philadelphia: Lippincott Williams & Wilkins
6. Molina, P. E., Happel, K. I., Zhang, P., Kolls, J. K., &Nelson, S. (2010). Focus on: O álcool e o sistema imunitário. Alcohol Research & Health, 33(1-2), 97-108.
7. Humphrey, G., Casswell, S., & Han, D. Y. (2003). Alcohol and injury among attendees at a New Zealand emergency department. New Zealand Medical Journal, 116(1168).
8. Conselho Nacional de Saúde e Investigação Médica. (2009). Diretrizes australianas para reduzir os riscos para a saúde decorrentes do consumo de álcool. Camberra: NHMRC.
9. Dawson-Hughes, B. (2006). Osteoporosis. Em M. E. Shils (Ed.), Modern nutrition in health and disease (10ª ed.). Philadelphia: Lippincott Williams & Wilkins.
10. Derk, C. T., & De Horatius, R. J. (2005). Osteonecrosis.In W. J. Koopman & L. W. Moreland (Eds.), Arthritis and allied conditions: A textbookof reumatologia (15ª ed.). Philadelphia: Lippincott Williams & Wilkins
11. Fingerhood, M. I. (2007). Alcoolismo e problemas associados. Em N. H. Fiebach, L. R. Barker, J. R. Burton & P. D. Zieve (Eds.), Principlesof

medicina ambulatória (7ª ed.). Philadelphia: Lippincott Williams & Wilkins

12. Brust, J. C. M. (2005). Alcoholism. Em L. P. Rowland (Ed.), Merritt's neurology (11ª ed.). Philadelphia: Lippincott Williams & Wilkins

13. Martin, P. R., Singleton, C. K., & Hiller-Sturmhofel, S. (2003). The role of thiamine deficiency in alcoholic brain disease. Alcohol Research & Health, 27(2), 134-142.

14. Charness, M. E. (2010). Overview of the chronic neurologic complications of alcohol. Waltham, MA: Up-to-date. http://www.uptodate.com/contents/overview-of-the-chronic-neurologic-complicações do álcool

15. Rehm, J., Baliunas, D., Borges, G. L., Graham, K., Irving, H., Kehoe, T., et al. (2010). The relation between different dimensions of alcohol consumption andburden of disease: An overview. Addiction, 105(5), 817843.

16. Kloner, R. A., & Rezkalla, S. H. (2007). Abuso de substâncias e o coração. In Textbook of cardiovascular medicine (3ª ed.). Philadelphia: Lippincott Williams & Wilkins.

17. Bujanda, L. (2000). The effects of alcohol consumption upon the gastrointestinal tract. American Journal of Gastroenterology, 95(12), 33743382

18. Secretan, B., Straif, K., Baan, R., Grosse, Y., Ghissassi,F. E., Bouvard, V., et al. (2009). A review of human carcinogens - Part E: Tobacco, areca nut, alcohol, coal smoke and salted fish. The Lancet Oncology,10(11), 1033-1034

19. National Digestive Diseases Information Clearing house (2008). Pancreatitis. Bethesda, MD: National Institutes of Health, U.S. Dept of Health and Human Services. http://digestive.niddk.nih. gov/ diseases/pubs/pancreatitis/index.htm

20. Brust, J. C. M. (2005). Alcoholism. Em L. P. Rowland (Ed.), Merritt's neurology (11ª ed.). Philadelphia: Lippincott Williams & Wilkins.

21. National Digestive Diseases Information Clearing house (2008). Pancreatitis. Bethesda, MD: National Institutes of Health, U.S. Dept of Health and Human Services (Institutos Nacionais de Saúde, Departamento de Saúde e Serviços Humanos dos EUA). Dehttp://digestive.niddk.nih.gov/ddiseases/pubs/pancreatitis/index

22. Rehm, J., Baliunas, D., Borges, G. L., Graham, K., Irving, H., Kehoe, T., et al. (2010). The relation between different dimensions of alcohol consumption and burden of

disease: An overview. Addiction, 105(5), 817-843.

23. Connor, J., Broad, J., Jackson, R., Vander Hoorn, S., & Rehm, J. (2005). The burden of death, disease and disability due to alcohol in New Zealand. New Zealand Medical Journal, 118(1213).

24. Rehm, J., Baliunas, D., Borges, G. L., Graham, K., Irving, H., Kehoe, T., et al. (2010). The relation between different dimensions of alcohol consumption and burden of disease: An overview. Addiction, 105(5),817-843.

25. Sher, L. (2006). Consumo de álcool e suicídio.QJM, 99(1), 57-61.

26. Schuckit, M. A. (2005). Perturbações relacionadas com o álcool. Em B.J. Sadock & V. A. Sadock (Eds.), Kaplan and Sadock's comprehensive textbook of psychiatry (7ª ed.). Philadephia: Lippincott Williams & Wilkins

27. Cook, R. L., & Clark, D. B. (2005). Existe uma associação entre o consumo de álcool e as doenças sexualmente transmissíveis? A systematic review. Sexually Transmitted Diseases, 32(3), 156-164

28. Henriksen, T. B., Hjollund, N. H., Jensen, T. K., Bonde,J. P. andersson, A.- M., Kolstad, H., et al. (2004).Alcohol consumption at the time of conception and spontaneous abortion. American Journal of Epidemiology, 160(7), 661667.

29. Crawford, G. H., Pelle, M. T., & James, W. D. (2004).Rosacea: I. Etiologia, patogénese e classificação dos subtipos. Journal of the American Academy of Dermatology, 51(3), 342-344

30. Porter HW. Toxicologia clínica. In: Burtis CA, Ashwood RE, Bruns D editores. Tietz Textbook Of Clinical Chemistry and Molecular Diagnostics. Quarta edição. Elsevier, uma divisão da reed Elsevier, Índia 2006, p 1287-1369.

31. Brust, J. C. M. (2005). Alcoholism. Em L. P. Rowland (Ed.), Merritt's neurology (11ª ed.). Philadelphia: Lippincott Williams & Wilkins

32. Swift, R., & Davidson, D. (1998). Alcohol hangover: Mechanisms and mediators. Alcohol Health &Research World, 22(1), 54-60.

33. Room, R., Babor, T., & Rehm, J. (2005). Alcohol and public health. The Lancet, 365(9458), 519-530

34. Yeomans, M. R. (2004). Effects of alcohol on food and energy intake in human subjects: Evidence for passive and active over-consumption of energy.British Journal of Nutrition, 92(Suppl 1), S31-S34

35. Vonghia, L., Leggio, L., Ferrulli, A., Bertini, M.,Gasbarrini, G., Addolorato, G., et al. (2008). Intoxicação aguda por álcool. Jornal Europeu de Medicina Interna, 19(8), 561-567.

36. Rosalki, S. (1984) Identifying the alcoholic. Em Clinical Biochemistry of Alcoholism, (Ed. Rosalki S) pp.65-92. Churchill, Livingstone, Edimburgo.

37. Wu, A., Slavin, G. e Levi, A.J. (1976) Elevated serum gamma - glutamyl - transferase (transpeptidase) and histologicalliver damage in alcoholism. Am. J. Gastroenterol. 65, 318-323.

38. Lewis, K.O. e Paton, A. (1981) Tools of detection. Br. Med. J. 283, 153132.

39. Chick, J., Kreitman, N. e Plant, M. (1981) Mean-cell volume and gammaglutamyltranspeptidase as markers of drinking working men. lancet i 12491251.

40. Whitfield, J.B., Hensley, W.J., Bryden, D. e Gallagher, H. (1978) Some laboratory correlates of drinking habits. Annal. Clin. Biochem. 15, 297-303.

41. Hitfield, J.B., Hensley Bell, H. and Steensland, H. (1987)Serum activity of gamma-glutamyltranspeptidase (GGT) in relation to estimated alcohol consumption and questionnaires in alcohol dependence syndrome. British J. Addiction82, 1021-1026.

42. Sillanaukee, P., Seppa, K., Koivula, T., Israel,Y. e Niemela, O. (1992) Acetaldehyde modified hemoglobin as a marker of alcohol consumption: comparison of two new methods. J. Lab. Clin. Med. 120, 42-47.

43. Kew, M.C. (2000) Serum aminotransferase concentration as evidence of hepatocellular damage. Lancet 355(9204),

44. Wadstein, J. e Skude, G. (1979) Changesin amylase, hepatic enzymes and bilirubin in serum upon initiation of alcohol abstinence. Ata. Med. Scand. 205, 313-6

45. G., N Skinner, H.A., Holt, S., Sheu, W.J. e Israel,Y. (1986).Clinical versus deteção laboratorial do abuso de álcool: o índice clínico do álcool. Br. Med. J. 292: 1703-08.

46. Paton, A. (1994) In: ABC of Alcohol. (Ed. A Paton), BMJ Publishing, EUA. 4464orman.

47. Oratz, M., Rothschild, M.A. e Schreiber, S.S. (1978) Alcohol, amino acids, and albumin synthesis. II1. Efeitos do etanol, acetaldeído e 4-rnethylpyrazote. Gastroenterology 74,672-6.

48. Waern, A.U. e Hellsing, K. (1980) Indices of alcohol intake. Comparação entre as concentrações séricas de fosfatase alcalina e gama glutamiltransferase em homens de meia-idade. Ups. J. Med. Sci. 85, 159-63.

49. Donohue, T.M., Zetterman, R.K., Zhang-Gouillon, Z.Q. e French, S.W. (1998) Peptidase activities of the multicatalytic protease in rat liver after voluntary and intragastric ethanol administration. Hepatol. 28,486-91.

50. Trotti, R., Carratelli, M., Barbieri, M., Micieli, G., Bosone, D., Rondanelli, M. e Bo, P. (2001) Oxidative stress and a thrombophilic condition in alcoholics without severe liver disease. Haematologica 86, 85-91.

51. Wisniewska-Knypl, J.M. and Wronska-Nofer, T. (1994) Biological markers of oxidative stress induced by ethanol and iron overload in rat. Int. J. Occup. Med. Environ. Health 7, 355-63. Hoffmann, T., Meyer, R.J., Sorrell, M.F. e Tuma, D.J. (1993) Reação do acetaldeído com proteínas: formação de aductos fluorescentes estáveis. Alcoholism Clin. Exp. Res. 17, 69-74.

52. Eriksson, C.J.P. e Fukunaga, T. (1993) Human blood acetaldehyde (update 1992). Alcohol and Alcoholism Suppl. 2, 9-25.

53. Halvorson, M.R., Campbell, J.L., Sprague, G., Slater, K., Noffsinger, J.K. e Peterson, C.M. (1993) Comparative evaluation of the clinical utility of three markers of ethanol intake: the effect of gender. Alcoholism Clin. Exp. Res. 17,225-228.

54. Niemela, O., Juvonen, T. e Pakkila, S. (1991) Immunohistochemical demonstration of acetaldehyde-modified epitopes in human liver after alcohol consumption. J. Clin. Inv. 87, 1367-1374.

55. Niemela, O., Israel, Y., Mizoi, Y., Fukunaga, T. e Eriksson, C.J.P. (1990) Hemoglobinacetaldehyde adducts in human volunteers following acute ethanol ingestion. Alcoholism Clin. Exp. Res. 14,838-841.

56. Israel Y, Orego H, Niemela O (1988). Immune responses to alcohol metabolites: pathogenic and diagnostic implications. Seminars in Liver Disease. 8, 81-90.

57. Worral, S., deJersy, J., Shanley, B.C. e Wilce, P.A. (1991) Antibodies against acetaldehyde-modified epitopes: an elevated IgA response in alcoholics. Eur. J. Clin. Invest. 21,90-95.

58. Ohhira, M., Ohtake, T., Saito, H., Ikuta, K., Tanaka, K., Tanabe, H., Kawashima, T., Fujimoto, Y., Naraki, T., Ono, M. e Kohgo, Y. (1999) Increase of serum des-

gammacarboxy prothrombin in alcoholic liver disease without hepatocellular carcinoma. Alcoholism Clin. Exp. Res. 23, 67S-70S.

59. Hultberg, B., Isaksson, A. e Tiderstrom, G. (1980) Hexosaminidase, leucina aminopeptidase, cistatil aminopeptidase, enzimas hepáticas e bilirrubina no soro de alcoólicos crónicos com intoxicação aguda por etanol. Clinica Chemic Ata 105, 317-323.

60. Karkkainen, P., Poikolainen, K. e Salaspuro, M. (1 990) Serum p- Hexosaminidase as a marker of heavy drinking. Alcoholism Clin. Exp. Res. 14, 187-190.

61. Cameron, R.G. and Neuman, M.G. (1999) Novel morphologic finding in alcoholic liver disease. Clin. Biochem. 32, 579-584.

62. Urashima, S., Tsutsumi, M., Shimanaka, K., Ueshima, Y., Tsuchishima, M., Itoh, T., Kawahara, H. e Takase, S. (1999) Histochemical study of hyaluronate in alcoholic liver disease. Alcoholism Clin. Exp. Res. 23, 56S- 60S.

63. Matsuda, Y., Takada, A., Kanayama, R. e Takase, S. (1 983) Changes of hepatic microtubules and secretory proteins in human alcoholic liver disease. Pharmacol, Biochem Behaviour. 18 (suppl 1): 479-482.

64. Huang, Y.S., Chan, C.Y., Wu, J.C., Pal, C.H., Chao, Y. e Lee, S.D. (1994) Serum levels of interleukin-8 in alcoholic liver disease: relationship with disease stage, biochemical parameters and survival. J. Hepatol. 24,377-384.

65. DeGoede, E. e Yap, S.H. (1997). Concentração excecionalmente elevada de CA 19.9 sérico num doente com doença hepática alcoólica. Gut 41,579-580.

66. Stibler, H. (1991) Carbohydrate-deficient transferrin in serum: a new marker of potentially harmful alcohol consumption reviewed. Clin. Chem. 37, 20292037.

67. Stibler, H., Borg, S. e AIlgulander, C. (1979) Clinical significance of anormal heterogeneity of transferrin in relation to alcohol consumption. Ata Med. Scand. 206, 275-81.

68. Scouller, K., Conigrave, K.M., Macaskill, P., InNig, L. e VVhitfield, J.B. (2000) Should we use carbohydrate-deficient transferdn instead of.t-glutamyl transferase for detecting problem drinkers? Asystemic review ad metaanalysis Clin. Chem. 46, 1894-1902.

69. Winek K, A Review of methods for plasma paracetamol estimation. Ann Clin Biochem 1978;15:187-96.

70. Caplan YH, Levine B. Evaluation of the Abott TDx radiation energy attenuation ethanol assay in a study of 1105 forgensic whole blood specimen. Forensic Sci 1987;32:55-61.

71. Jones AW.concerning accuracy and precision of breath alcohol measurements, Clin Chem 1987;33:1701-6.

72. Laasko O,Haapla M,Jaakola Pet al.FT-IR breath test in the diagnosis and control of measurement of methanol intoxications. J Anal Toxicol 2001;25:26-30.

73. Jones AW. Pharmacokinetics of ethanol in saliva comparison with blood and breath alcohol profiles, subjective feeling of intoxication and diminished performance. Clin Chem 1993; 39:1837-44.

74. Departamento de transportes, administração nacional de segurança do tráfego rodoviário. Programas de segurança rodoviária; lista de produtos conformes de dispositivos de rastreio para medir o álcool em fluidos corporais. Fed Reg 2001;66:22639-40.

75. Dekeizer MH, Korf H, Kuster R. Salivary reagent stick measure serum ethanol concentration . Clin Chem 1996;42:985-6

76. Dutta SK, Orestes M, Vengulekur S, Kwo P. Ethanol and human saliva: effect of chronic alcoholism on flow rate , composition , and epidermal growth fator. Am J Gastroenterol 1992;87: 350-4.

77. Caplan YH, Blood, urine and other fluid and tissue specimen for alcohol analyses. In: Garriot JC ed. Medicological aspects for alcohol, Tuscon, AZ: Lawyers and judges publishing co, 1996: 137-50.

78. Garriot JC. Pharmacology and toxicology of ethyl alcohol . In:Garriot JC edition . Medicological aspect of alcohol, Tuscon: Lawyers and judges publishing Co Inc, 1996: 35-63.

79. Pappas AA, Gadsden RH , Porter WH.Osmolalidade do soro para avaliação de pacientes com intoxicação aguda. In. Frings CS, Faulnker WR eds .métodos selecionados de toxicologia de emergência, Vol 11. Washimgton DC:AACC Press .1986:85-8.

80. Meatherall R, Krahn J. Excesso de osmolalidade sérica após ingestão de metanol . Clin Chem 1990; 36:2004-7.

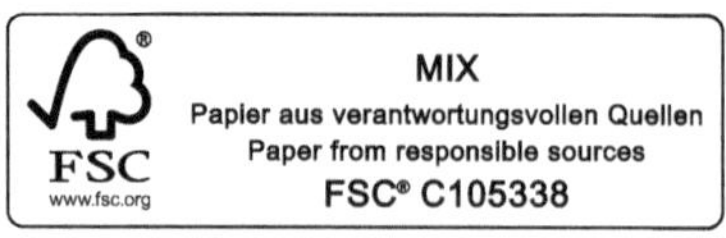

Printed by Books on Demand GmbH, Norderstedt / Germany